ART

DE

VIVRE LONGTEMPS

EN BONNE SANTÉ

TRAITÉ DES ALIMENTS

LEURS QUALITÉS, LEURS EFFETS ET LE CHOIX QUE L'ON DOIT EN FAIRE SELON L'AGE, LE TEMPÉRAMENT, LA PROFESSION, LA SAISON ET L'ÉTAT DE CONVALESCENCE

PAR

M. FERDINAND ROUGET

Septième édition — Prix 2 fr.

TOULOUSE

BOMPARD, LIBRAIRE-ÉDITEUR

RUE DES BALANCES, 38

Se trouve aussi chez l'Auteur

1868

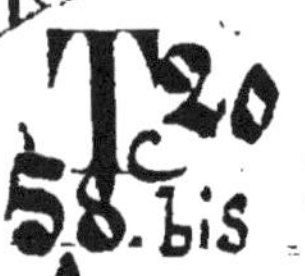

ART

DE

VIVRE LONGTEMPS

EN BONNE SANTÉ

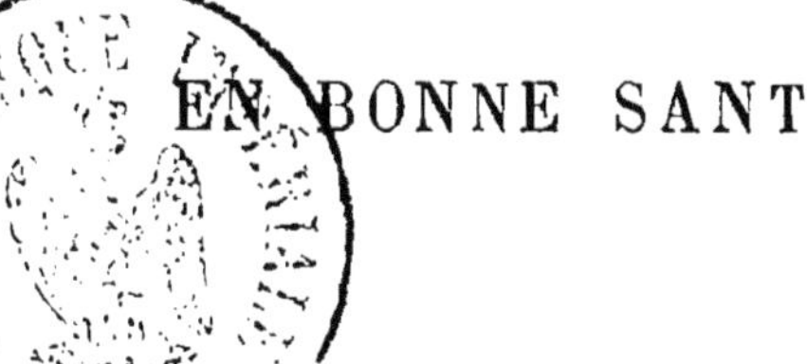

OUVRAGES DU MÊME AUTEUR

Art de conserver la vie et la santé au moyen des plantes indigènes les plus usuelles et dont les propriétés spécifiques sont généralement ignorées. Ouvrage complété par une table alphabétique des maladies et des plantes qui leur sont applicables. — Un vol. in-18. — Prix : 2 francs.

Art de connaître et de juger les mœurs et caractères d'après la physionomie des personnes.— 2me édition. Un vol. in-18. -- Prix : 2 francs.

Nouveau traité pratique de magnétisme humain. Résumé de tous les principes et procédés pratiques du magnétisme humain, pour rétablir et développer les fonctions physiques et les facultés intellectuelles dans l'état de maladie récent ou chronique. Ouvrage dédié aux physiologistes, aux docteurs en médecine, aux théologiens, et à tous les partisans des sciences utiles. — Un vol. in-18. — Prix 5 francs.

Traité de l'influence de l'électricité atmosphérique sur le système nerveux, ou Connaissance de la cause qui produit les affections simples ou composées du système nerveux, tant physiques que morales. — Un vol. in-18. Prix : 3 francs.

Le Génie de l'agriculture et de l'horticulture du midi et du sud-ouest de la France. Guide pratique indispensable aux propriétaires, cultivateurs, horticulteurs et commerçants — 2me édition. Un vol. in-18. — Prix : 3 francs.

ART

DE

VIVRE LONGTEMPS

EN BONNE SANTÉ

TRAITÉ DES ALIMENTS

LEURS QUALITÉS, LEURS EFFETS ET LE CHOIX QUE L'ON DOIT EN FAIRE SELON L'AGE, LE TEMPÉRAMENT, LA PROFESSION, LA SAISON ET L'ÉTAT DE CONVALESCENCE

PAR

M. FERDINAND ROUGET

Septième édition

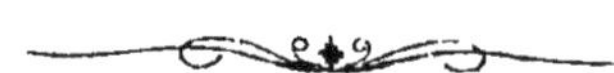

TOULOUSE

BOMPARD, LIBRAIRE-ÉDITEUR

RUE DES BALANCES, 38

Se trouve aussi chez l'Auteur

1868

Montpellier, imprimerie GRAS

A M. FERDINAND ROUGET

MONSIEUR,

Votre zèle à vulgariser la connaissance des soins hygiéniques dans l'alimentation est digne de tout éloge. Prenant pour texte la nécessité de la tempérance, vous mettez à la portée de tous les moyens indicatifs de prévenir les maladies. C'est mieux encore que d'enseigner à les guérir.

Aussi avez-vous, par ce nouveau traité d'hygiène alimentaire, complété l'œuvre philanthropique que vous avez si heureusement commencée par la publication de la connaissance des plantes médicinales les plus usuelles pour la conservation de la santé.

Seulement les petites bourses qui, par raison d'économie, n'ont pas toujours le choix des aliments, seront moins à même de profiter de vos méthodes hygiéniques : mais les privilégiés de l'aisance et de la fortune devront tenir à mettre en pratique vos salutaires leçons sur les convenances alimentaires.

Je fais des vœux pour que votre ouvrage jouisse de la faveur que vous réclamez, et je ne puis vous dire toutes mes sympathies pour le succès de vos louables et intelligents efforts.

Votre très-humble et dévoué.

† FERDINAND, Card. DONNET.

Archevêque de Bordeaux.

Bordeaux, 20 janvier 1866.

PRÉFACE

L'alimentation et le régime tiennent le premier rang parmi les moyens les plus efficaces pour conserver la santé, prolonger la vie et guérir certaines maladies. L'emploi sage et raisonné des substances alimentaires est la base de l'hygiène alimentaire et du régime ; et comme à ce sujet il existe beaucoup d'opinions erronées et de préjugés dangereux, nous avons cru de notre devoir, pour éclairer le public à cet égard, de publier le fruit de nos longues études en médecine hygiénique et de nos observations pratiques.

Nous nous sommes efforcé de nous exprimer dans le langage le plus clair et le plus simple. Si nous n'avons pas pu toujours éviter quelques mots scientifiques, nous croyons en avoir été très-sobre. Nous n'avons parlé de la composition des aliments que pour faire ressortir leurs qualités et leurs effets.

Si nous avions voulu faire un livre savant, nous aurions donné l'histoire naturelle de chaque aliment ; mais, en disant que le pain provient de la famille des *Graminées ;* le gigot, de la famille des *Ruminants ;* la purée, de la famille des *Légumineuses ;* l'anguille à la tartare, de la famille des *Pantoptères*, qu'aurions-nous appris d'utile? Nous aimons mieux ne pas désabuser ceux qui pensent que tout cela est originaire du marché voisin. et nous nous sommes appliqué à faire connaître pourquoi tel aliment est bon ou mauvais, lourd ou léger, facile ou difficile à digérer, et nous n'avons rien négligé pour que, sans effort ni science, l'on pût choisir la nourriture la plus convenable dans toutes les positions de la vie. Si cette faculté était exclusivement le secret des gens de l'art, il faudrait appeler un médecin avant de marcher, de dormir, de manger et même de respirer, si l'on pouvait attendre. Il ne peut jamais y avoir de danger à ce que l'on s'abstienne d'un aliment ou d'une règle d'hygiène alimentaire nuisible à la santé ; ce qui, en cette matière, est vraiment utile, c'est de savoir soi-même, parce que, les besoins étant de tous les moments, il faut pouvoir les satisfaire. Tel est pour tous notre ardent désir ; fasse le ciel qu'il se réalise!

F. Rouget.

Le 1er janvier 1868.

CHAPITRE PREMIER

APERÇU DES BONS EFFETS DU RÉGIME ALIMENTAIRE CHEZ LES PEUPLES ANCIENS ET MODERNES

L'histoire de la médecine de tous les temps nous apprend que l'alimentation et le régime ont été pendant longtemps les moyens les plus puissants pour la conservation de la santé. Les anciens avaient dans ces ressources une telle confiance, que la connaissance et l'emploi des médicaments n'étaient pas pour eux la partie la plus importante de leurs recherches; ils connaissaient d'ailleurs peu de moyens pharmaceutiques, tandis qu'ils possédaient des règles d'alimentation et de régime si précises et si sûres, que leur usage procurait des succès qui nous étonnent encore.

Dans la suite des temps, l'histoire naturelle, la botanique et la chimie, ayant fait de grands progrès, de nouveaux agents furent mis en usage pour la conservation de la santé; la manie de nouvelles formules s'empara de tout le monde, et, quand le goût du merveilleux eut pris un certain ascendant sur les esprits, l'alimentation et le régime parurent des moyens trop simples; dès lors la confiance fut reportée de préférence sur les substances les plus inertes, et souvent les plus bizarres, auxquelles on se plut à supposer des vertus imaginaires. Enfin la philosophie vint s'appliquer aux sciences exactes, en élaguant tout ce qui portait le caractère des hypothèses, et l'hygiène alimentaire fut remise en crédit, tant il est vrai que la nature n'a besoin, pour se soutenir, que de ce qui lui est relatif, et que la perfection qu'elle donne à ses ouvrages ne dépend que d'un fonds de sagesse qui, par une même conduite, remplit une infinité de vues.

Louis Cornaro écrivit dans les derniers temps de sa vie divers traités d'alimentation, de régime, de sobriété et de tempérance, qu'il pratiquait depuis soixante-dix ans; on y trouve la base de toutes les vertus, de la clarté, de la force et du bon sens. Cet illustre Vénitien disait que la nature se contentait de peu, et que ce qui excédait le nécessaire n'était qu'une source de maladies qui nous rendaient vieux avant d'avoir eu le plaisir d'être jeunes; il avait peine à concevoir que des personnes, abusant de leurs richesses, s'exposassent à mourir de trop manger, pendant qu'une multitude d'infortunés manquaient chaque jour du strict nécessaire. Il nommait la sobriété mère de toutes les vertus, fille de la raison, compagne de la chasteté, amie de la nature; il lui donnait pour fondement les lois les plus saintes; il remarquait enfin que le bonheur et le repos qui suivent la sobriété nous invitaient à l'acquérir, parce qu'elle nous offrait la durée de notre être et conservait notre vie.

En effet, cette vertu, qui devrait devenir moins rare, enseigne au riche à se servir modestement de son opulence ; au pauvre, à couler sans murmure les temps durs de la nécessité ; aux vieillards, l'art de vivre ; aux jeunes, celui de jouir de la vie. Elle épure les sens, fortifie le corps, illumine l'esprit, redouble la mémoire, éclaire la raison, embellit l'âme; elle nous dégage des liens qui nous attachent trop à la terre : et, nous élevant au-dessus de nous-mêmes, nous rend de nouveaux hommes à mesure qu'elle nous procure de nouveaux jours de travail et de prospérité.

Louis Cornaro mourut à Padoue, âgé de plus de 104 ans, sain decorps et d'esprit, sans douleur, par la seule défailance dela nature. Peu de mois auparavant, il avait perdu son épouse, qui n'était guère moins âgée. Sa tempérance etsa sobriété étaient telles, qu'en vingt-quatre heures il ne prenait que douze onces de nourriture solide et quatorze de toute boisson. A me sure que son âge avançait, il diminuait insensiblement ce peu d'aliments. Par une attention aussi sage, il se conserva toujours sain et vigoureux depuis l'âge de 36 ans ; son esprit n'éprouva aucunealtération; ses yeux et ses oreilles conservèrent toute leur vigueur, et, ce qui surprend le plus, c'est que sa voix s'entretint si nette, si étendue, si sonore et si belle, qu'il chantait à 100 ans avec une douceur pleine d'harmonie.

La tempérance et la sobriété contribuent, en général, à la longévité. On a vu dans tous les siècles et chez tous les peuples des personnes qui ont prolongé leur vie au delà des termes ordinaires, en se conformant aux règles de la tempérance et du régime, et dont nous ne citerons ici que quelques exemples : Démocrite mourut à 110 ans; Terencia, fille de Cicéron, à 103 ans; Claudia, fille d'Offilius, qui fut honorée quinze fois du titre de mère, à 115 ans; Julia Modestina, à 120 ans; Galeria Capiola Embaloria, à 104 ans; Pammuella, à 110 ans; Luceya, comédienne, jouait encore à 100 ans avec applaudissements, et mourut à 104 ans; Tertula de Rimini, à 137 ans; Judith, de la tribu de Siméon, à 125 ans : Matathias, grand prêtre, à 116 ans; Siméon, évêque de Jérusalem, fut mis en croix à 120 ans; Narcisse, successeur de Siméon, à 116 ans; David évêque d'Angleterre, à 107 ans; Osius, évêque de Cordoue, à 103 ans; Paul l'Hermite à 113 ans; Antoine le Solitaire, à 105 ans: Daniel le prophète, à 110 ans; le père Gaspard Dragonetti, jésuite, à 124 ans; Étienne Mabillon, de Pierremont en Champagne, à 108 ans; le père du précédent, à 116 ans; Hippocrate, médecin célèbre, à 104 ans; Galien, médecin célèbre, à 104 ans.

Solon, Thalès et Pittacus, trois sages de la Grèce, moururent à l'âge de 100 ans; Zénon, chef des stoïciens, à 98 ans; Cléante, disciple de Zénon, à 99 ans; Ctésibius, historien, mourut en se promenant à 124 ans; Hiéronyme, capitaine d'Antigonus le Borgne, à 104 ans; Sophocle, poëte tragique d'Athènes, à 130 ans; Socrate, l'orateur, à 106 ans; Georgias Leontinus, à 108 ans; Juvénal, poëte latin, à 102 ans;

Cratinu, poëte fameux, à 100 ans; Aristarque, poëte de Tégée, à 100 ans; Varron, l'illustre Romain, à 100 ans; Carnéades, illustre Grec, s'empoisonna à 90 ans, du chagrin qu'il eut de la mort d'Antipater.

Polydamas, ce fameux athlète de Thessalie, qui arrêtait un char traîné par des chevaux lancés, et qui étrangla un lion sur le mont Olympe; Milon, de Crotone, qui portait un bœuf sur son dos; Théagène, qui courait tenant une statue de bronze de sa hauteur; tous ces hommes robustes n'avaient d'autres secrets que la tempérance pour se conserver dans une force capable de les conduire à la plus longue vie. Pour nous rapprocher de notre temps, nous citerons: Albert, duc de Saxe, qui a vécu 102 ans; François-Albert, comte de Vignancourt, ambassadeur, mourut à 103 ans; Vincent Coquelin, maître chapelier, mourut à 112 ans; Parque, habitant de Londres, à 119 ans; Jean James, de la province de Northampthon en Agleterre, cessa de vivre à 122 ans; François Secardi Hongo, surnommé Hupazzoli, mourut à Smyrne à 114 ans; Mathieu Litard, dit la Ronce, du village de Vendeuille, à 118 ans; Lefèvre de Lezau, conseiller du roi, à 108 ans; la marquise de Luxembourg, à 101 ans; Catherine, de La Croix en Lyonnais, à 113 ans; Jeanne Carrière, de Langres, à 116 ans; Augustin Galand, de Savignac en Auvergne, à 115 ans; le curé de Sassetot, pays de Caux, à 116 ans; Claude Baranger, près d'Issoudun, à 107 ans; la femme de Sagonne, notaire à Margaux, dans le Médoc, à 116 ans; Jean Mesard cessa de vivre à 110 ans; Roques.

avocat, à 111 ans; Michel de Gourgues, seigneur de la Bnge, à 105 ans; Michel Fortin, en Normandie. à 116 ans et 4 mois; Jean Guichard, de Sainte-Aulaye, à 108 ans; la veuve Lemoine, de Paris, à 106 ans; la veuve Raveza, de Carman, à 113 ans; Henri le Boucher, de la ville de Caen, à 115 ans; Lucrèce Jovin, d'Autun, à 108 ans; Guilaume Crevin, avocat à Pont-l'Évêque, à 107 ans; la Dame Cousserans, du village de Torniac, à 111 ans; Jacques Thévenot, laboureur, à Château-Villain, à 114 ans; le chevalier de Bulstrade, de Saint-Germain-en-Laye, à 105 ans; Angélique Boursaut, supérieure des religieuses de Beaulieu en Touraine, à 112 ans; François Drouin, en Lyonnais, à 109 ans; la veuve du sieur Manneville, d'Abbeville, à 106 ans; Alain des Croches, curé dans le diocèse de Lisieux, à 113 ans; la dame Chassagne, à 108 ans; Jeune Boor, au village de Pennetier en Périgord, à 108 ans; Jacques Sing, archevêque de Tuan en Irlande, à 105 ans; Jean Juvin, de Brioule, à 114 ans; Charles Pasquot, major des bourgeois de Joinville, à 111 ans.

Nous aurions pu citer encore une foule de personnes qui ont longtemps vécu, même de nos jours; mais nous croyons qu'il serait superflu d'augmenter la liste énumérative qui précède.

Les exemples de tant de personnes qui ont vécu au delà de 100 ans prouvent que la tempérance et la sobriété sont d'excellents moyens pour vivre longtemps en bonne santé.

CHAPITRE II

RÈGLES GÉNÉRALES D'HYGIÈNE ALIMENTAIRE

Dans notre siècle controverseur, sceptique, positif, presque matérialiste et gastronomique, l'homme, en général, mange et boit trop; cette intempérance, suscitée par l'art culinaire raffiné, est une cause de fatigue des voies digestives et de beaucoup de maladies. On doit toujours proportionner la quantité de nourriture prise à chaque repas aux forces digestives de l'estomac et aux pertes que fait le corps par les diverses excrétions.

La nutrition dépend plutôt de la qualité que de la quantité des aliments.

Une petite quantité de bons aliments fournit plus de sucs réparateurs qu'une grande quantité d'aliments de qualité inférieure. Pour ne point fatiguer l'estomac et bien digérer, il faut attendre que cet organe ait achevé la digestion du repas précédent; cinq ou six heures, terme moyen, sont nécessaires à la digestion des aliments. On devra donc mettre cinq ou six heures d'intervalle entre chaque repas; ne jamais trop manger:

sortir au contraire de table avec une légère appétence. Manger plus qu'on ne peut digérer, c'est s'exposer à des digestions laborieuses, à des indigestions ; et, loin de se fortifier, on s'affaiblit. Il ne faut ni manger ni boire lorsqu'on n'en sent pas le besoin. L'instinct indique aux animaux les besoins de l'estomac et la quantité d'aliments qu'ils peuvent digérer. Les herbivores prennent peu à la fois, mais mangent sans cesse; les carnivores mangent vite et beaucoup, mais une fois par jour ou deux au plus. L'homme étant herbivore et carnivore à la fois, doit tenir le milieu et régler le nombre de ses repas ainsi que la quantité des aliments sur les déperditions qu'il a faites. Or l'homme qui s'adonne à de rudes travaux physiques a besoin de plus de nourriture que l'homme qui mène une vie sédentaire. Le nombre des repas doit être réglé selon l'âge , selon l'habitude et l'activité des organes digestifs, selon le tempérament, la saison , la profession et le genre de travail. L'enfant a besoin de manger plus fréquemment que le vieillard ; l'adulte, que l'homme fait qui a acquis tout son développement. John Sinclair, auteur du *Code de santé et de longue vie*, s'exprime en ces termes :

Si j'avais à diriger des individus qui fissent plus de cas de leur santé que des plaisirs de la table, je leur conseillerais de se lever à six heures en été, de déjeuner à huit, de manger un peu de pain , de confitures ou des fruits à midi ; de dîner entre quatre et cinq heures, afin de pouvoir faire une promenade après dîner ; enfin, de ne point souper, mais de prendre une légère collation composée principalement de bons fruits de la saison. En hiver, je serai d'avis qu'ils retardassent leur repas d'une heure et qu'ils ne soupassent point ; au printemps, ils se rapprocheraient graduellement des heures de l'été, et en automne de celles de l'hiver. Le docteur Cheyne dit qu'en général un homme de taille moyenne peut se nourrir très-bien, par jour, avec 250 grammes de viande, 500 grammes de pain, 250 grammes de végétaux et 500 grammes de vin ou de bière.

Toutes les fonctions de l'homme s'exécutent mieux et plus facilement lorsqu'il a des heures réglées pour satisfaire ses besoins, et les organes s'habituent promptement à cette régularité. L'appétit arrive toujours aux heures accoutumées; il se dissipe s'il n'est point satisfait, et l'estomac souffre ; d'où l'on peut conclure que la régularité, dans les heures des repas, est une des meilleures conditions de bonne digestion et de santé. Ainsi prendre ses repas à des heures réglées, les multiplier ou les restreindre selon l'âge, le sexe, l'activité digestive, la saison, la profession, est une excellente méthode qu'il serait à désirer que tout le monde suivit. Ce n'est que lorsque la digestion est parfaitement faite que le besoin de manger renaît. Or deux ou trois repas par jour, dont un léger, suffisent aux personnes sédentaires.

La quantité des aliments ingérés ne doit, au grand jamais, dépasser les forces digestives de l'estomac. Quand on a fait un bon repas trop copieux, il faut s'abstenir du repas suivant ou le réduire de beaucoup. Si, par circonstance ou accident, on a été privé de l'un des repas de la journée, il serait imprudent et irraisonnable de souper doublement pour récupérer les aliments du dîner. L'intempérence, dans le boire et le manger, est un des plus cruels ennemis de la santé et de la beauté.

L'intempérance et l'abstinence sont deux excès également préjudiciables à la nutrition. La tempérance est mère de la santé ; elle permet aux fonctions digestives de s'exercer en pleine liberté, et c'est de cette liberté que renaît le bien-être physique et moral.

On doit éviter soigneusement de se livrer, après avoir mangé, surtout après un repas copieux, a des efforts physiques et des travaux d'esprit soutenus, car la digestion pourrait être entravée dans son travail. De même qu'il serait imprudent de manger immédiatement après une grande fatigue : il est nécessaire alors de prendre un peu de repos avant de satisfaire sa faim.

S'habituer à une ou deux substances alimentaires et en faire exclusivement sa nourriture est défavorable à la santé, parce que cette habitude débilite l'estomac et le rend bientôt incapable de digérer les autres aliments. Manger constamment des viandes blanches et des légumes verts, ainsi que le pratiquent beaucoup de personnes, sous le prétexte de ne pouvoir digérer aucun autre aliment, est un moyen infaillible de ruiner complétement les forces de l'estomac. Plus on mange d'aliments secs, plus il est nécessaire de boire. Le vin, lorsqu'il est de bonne qualité et qu'on en use sobrement, favorise la digestion ; trop boire lui est nuisible.

Lorsqu'on a été habitué à une nourriture luxuriante

et qu'on sent la nécessité de la réformer, il serait très-imprudent de tenter tout à coup cette réforme ; on ne doit l'entreprendre que peu à peu. De même que d'une nourriture pauvre et presque insuffisante on ne doit passer subitement à une nourriture abondante et choisie. L'hygiène prescrit la gaieté pendant le repas ; elle exclut les préoccupations et les chagrins. Certains aliments, qui se digèrent très-bien en hiver, seraient indigestes en été. Il est des aliments antipathiques à certains estomacs ; on doit toujours s'en abstenir.

L'estomac, comme les autres organes, est doué d'un instinct particulier qu'il est difficile de vaincre et qui demande qu'on le respecte le plus souvent ; il refuse de garder l'aliment qui lui est antipathique. Lorsque cette antipathie ou répugnance est très-prononcée, il y a nausée à la simple vue de l'aliment. Vouloir l'ingérer de force est peu rationnel, car, aussitôt après son ingestion, l'estomac le rejette par le vomissement, et le vomissement a toujours cela de fâcheux, qu'il fatigue l'estomac, ébranle le système nerveux, soustrait à l'économie une portion des aliments nécessaires à la nutrition ; enfin il peut, au plus fort d'une contraction violente, amener subitement la rupture d'un vaisseau ou une congestion organique souvent fort dangereuse.

Tous les hygiénistes sont d'accord sur les bons effets du dessert ; les bons fruits, dans leur maturité, doivent être préférés à diverses pâtisseries et entremets sucrés qui composent le dessert.

Une nourriture trop riche et trop abondante augmente la masse du sang et conduit à la phlétore. Les conséquences de la phlétore sont : les congestions pulmonaires cérébrales, les hémorrhoïdes, les hémorrhagies, etc. La sécrétion urinaire devient insuffisante à éliminer la quantité d'azote fournie au corps par les aliments ; alors l'azote se dépose dans les reins et la vessie sous forme d'acide urique, et donne naissance aux calculs ou pierre de la vessie, à la gravelle, d'autres fois à cette triste maladie nommée la goutte. Une nourriture insuffisante ou de mauvaise qualité produit des effets opposés : le sang s'appauvrit de jour en jour et devient anémique, c'est-à-dire que les globules du sang ont notablement diminué ; le cœur s'atrophie, le sang a perdu une grande partie de sa pébrine, tandis que sa partie séreuse a considérablement augmenté. Alors tous les tissus de l'économie se relâchent et deviennent blafards ; des œdèmes, des hydropisies, se manifestent sur différentes régions du corps, le tissu cellulaire se gorge d'eau, les sécrétions naturelles se suppriment, et la mort ne tarde pas à survenir si le sujet n'opère un prompt changement dans son alimentation.

Il existe des substances qui diminuent l'assimilation alimentaire en opérant un changement dans les molécules du sang ou des organes. L'iode, par exemple, porte atteinte à la nutrition lorsque son usage est longtemps prolongé. Les sels neutres, les préparations mercurielles, produisent le même effet ; le tartre stibié, les sels rafraichissants, ont une action immédiate sur le sang ; ils modifient la nature de la fibrine, ce qui rend leur emploi très-précieux dans le traitement des inflammations. Lorsque la composition du chyle est viciée soit par les aliments de mauvaise qualité, ou détériorée soit par l'effet d'un principe morbifique constitutionnel ou innoculé, le sang participe nécessairement à cette viciation. Alors surviennent des troubles dans l'économie, des déformations, des dégénérescences, comme dans le rachitisme, le scorbut, les scrofules, la syphilis, la goutte. Ces terribles affections se manifestent presque toujours par des exhalations et excrétions morbides, par des affections cutanées, des ulcérations, et, quand elles sont portées à un haut degré, par une dégénérescence du système osseux. Ici, ce sont les substances pharmaceutiques ou médicinales qui doivent combattre ces implacables ennemis de l'organisation humaine; mais l'alimentation et le régime leur sont d'un grand secours.

CHAPITRE III.

RÉGIME ALIMENTAIRE SELON L'AGE

Par un singulier oubli, la plupart des auteurs qui ont écrit sur l'hygiène des voies digestives n'ont qu'imparfaitement traité la question alimentaire qui concerne l'âge de croissance, et c'est cependant une question de la première importance, puisqu'elle s'attache aux sources de la vie. Dans le jeune âge, l'alimentation doit être toujours réglée sur la croissance de l'individu et sur les forces digestives de l'estomac. A cette époque de la vie où la digestion est si rapide, où les pertes sont plus grandes, le besoin de manger est plus fréquent, plus impérieux que dans les autres âges. Si l'estomac demande et qu'on lui refuse, tout le le corps tombe en souffrance. Les jeunes sujets dont l'appétit n'est pas régulièrement satisfait se jettent avidement sur les aliments qu'on leur présente: ils mangent gloutonnement et beaucoup. Leur digestion est souvent laborieuse; l'estomac se fatigue à chimifier une trop grande quantité d'aliments, et d'inévitables désordres dans le canal intestinal en sont la conséquence, si cette irrégularité dans les repas se renouvelle souvent. Or la régularité des repas est un précepte d'hygiène dont on ne doit jamais s'écarter. De plus, on doit toujours régler le nombre des repas sur les besoins et l'accroissement du sujet. En effet, manger, c'est introduire dans l'estomac des matériaux propres à réparer les pertes et à favoriser la croissance ; mettre de l'irrégularité dans les repas ou les retarder, c'est au contraire arrêter la réparation et suspendre la croissance. On peut donc poser en principe que le meillleur moyen de régulariser la croissance se trouve dans la régularité des repas.

L'enfant est presque toujours affamé, il a donc besoin de manger souvent : on doit lui choisir des aliments qui s'assimilent facilement sans trop laisser de résidus, car les matières excrémentielles accumulées dans les intestins finiraient par les fatiguer et les irriter. Il faut varier autant que possible les aliments de l'adolescent ; un mets trop souvent présenté ne tarde pas à le rassasier, et le dégoût qu'il éprouve à sa vue lui enlève l'appétit.

Une jeune demoiselle de pensionnat, saturée de viande de mouton qui reparaissait à table chaque jour, disait à l'institutrice : « Madame, ne croyez-vous pas qu'à force de manger du mouton nous ne devenions brebis ?

On ne doit jamais forcer les enfants à manger les mets pour lesquels ils ont une invincible aversion; les contraindre peut soulever l'estomac et provoquer le vomissement. C'est une grave erreur de croire que la violence peut habituer leur estomac à des aliments qu'ils refusent ; c'est être peu sage que d'en agir de la sorte. Laissez au temps le soin d'opérer des changements dans leur goût, car vous n'ignorez point que cet enfant, qui avait de la répugnance pour tel aliment, le mange avec plaisir après quelques années. Les enfants, en général, aiment beaucoup les fruits ; nous sommes loin de vouloir les en priver, mais nous recommandons d'éviter l'excès des fruits, surtout ceux qui ne sont point mûrs, et l'abus du régime végétal, car les affections lymphatiques sont imminentes lorsqu'on en abuse.

Les âges de l'adolescence et de la puberté sont remarquables par la disposition aux maladies inflammatoires. Le jeune homme et la jeune fille, dont l'âme s'ouvre aux impressions du monde, et chez lesquels les passions ne tardent pas à éclore, doivent éviter une nourriture stimulante et choisir leurs aliments dans la classe de ceux qui se digèrent facilement sans porter l'excitation dans l'économie. Malgré le besoin des sucs réparateurs que leur corps éprouve, ils doivent être sobres, parce que les maladies inflammatoires sont à craindre. Toutes les boissons excitantes, surtout les alcooliques, doivent être bannies de leur régime ; le vin coupé d'eau est la boisson qui leur convient le mieux.

L'alimentation de l'homme et de la femme faits est basée sur le tempérament, le climat, la profession et l'exercice, les forces digestives et assimilatrices. La raison leur apprend que la tempérance est la mère de la santé, et qu'ils doivent choisir leurs aliments parmi ceux qui conviennent le mieux à leur estomac.

Nous répétons que la diversité des aliments est une règle d'hygiène alimentaire très-importante et des plus favorables au maintien de la santé. Le mélange des viandes, fécules, légumes verts et fruits, produit un très-bon chyle, tandis que, si l'on s'habitue à se nourrir d'un ou de deux aliments, l'habitude de les voir reparaître sans cesse, en émoussant leurs effets sur l'estomac, les rend moins désidérables, moins appétissants, on finit même par s'en dégoûter et par les digérer difficilement.

CHAPITRE IV

RÉGIME ALIMENTAIRE SELON LE TEMPÉRAMENT

Le choix et la quantité des aliments doivent être basés sur le tempérament, les besoins de la nutrition et l'activité des fonctions digestives.

Les tempéraments sanguins, les constitutions robustes, athlétiques, exigent des aliments en rapport avec la force de leurs estomacs et les besoins d'une large assimilation. On recommande particulièrement aux sanguins d'user sobrement des excitants et des stimulants de toute espèce, car les affections inflammatoires, les congestions, les coups de sang, sont les graves maladies que ces tempéraments doivent redouter pendant l'été; la goutte, les rhumatismes, l'apoplexie et la paralysie pendant l'automne ou première époque sénile. Les personnes qui ont ce tempérament devront donc être sobres de repas plantureux et de boissons spiritueuses; elles feront usage de viandes blanches, de végétaux et de fruits, surtout pendant la saison des chaleurs.

Le régime alimentaire du tempérament bilieux doit être moins chargé de viandes et de boissons excitantes ; les substances mucilagineuses et acides lui conviennent. Néanmoins, comme, en général, l'activité digestive est très-prononcée, on choisira des aliments dans la classe de ceux qui, sans être indigestes, séjournent longtemps dans l'estomac; les aliments légers seraient digérés trop vite. Plusieurs hygiénistes prétendent que le lait est contraire aux personnes bilieuses, mais ils ne disent pas pourquoi. Ce qu'il y a de bien reconnu, c'est que, chez un bilieux en bonne santé, le lait, bu ou mangé, sous toutes les formes, n'augmente nullement la quantité de bile.

Le tempérament nerveux offre de fréquentes irrégularités dans l'appétit et les forces digestives ; tantôt la quantité d'aliments qu'il consomme est énorme, et tantôt elle se réduit à très-peu de chose. Les aliments grossiers et de digestion difficile sont défavorables à ce tempérament ; il repousse aussi les boissons excitantes, dont l'action augmenterait sa sensibilité déjà trop exaltée ; il lui faut des aliments azotés et faciles à digérer, des féculents, des fruits savoureux pour relever l'action de l'estomac souvent languissante et pour favoriser le développement des forces musculaires, car c'est par une nutrition abondante et une large assimilation qu'on parvient à maîtriser la prédominance des centres nerveux.

Le tempérament lymphatique, au contraire, réclame

une nourriture excitante qui aille stimuler les organes et porter son énergie dans les tissus.

Les viande noires, succulentes, les mets savoureux, les assaisonnements excitants, et, parmi les plantes, les aromates, les amères, etc., lui sont très-favorables.

Bien que les dispositions physiques et morales de la femme ressemblent beaucoup à celle des enfants, on serait dans une étrange erreur si l'on croyait qu'elle dût être soumise au même régime. Ce serait perdre de vue que la constitution de la femme est achevée, tandis que les organes de l'enfant doivent encore se développer longtemps. On a une première preuve de l'influence de cette différence si tranchée en remarquant que l'enfant ne peut supporter l'abstinence, tandis que la femme, dont la vie est sédentaire, peut subsister avec une très-petite quantité de nourriture. Aussi son régime doit-il être doux, léger, à peine tonique, presque jamais excitant. Au contraire, la constitution robuste de l'homme exige une nourriture abondante, substantielle et très-tonique, afin de suffire à une vie plus active et à des forces plus digestives, plus énergiques.

CHAPITRE V

RÉGIME ALIMENTAIRE SELON LA PROFESSION

Les professions engendrent chez les hommes des dispositions et des habitudes qui deviennent des conditions de leur existence et forment à la longue des modifications tellement prononcées, qu'elles constituent, pour ainsi dire, un nouveau tempérament. Il est aisé de comprendre, dès lors, qu'une seule espèce d'aliment ne pourrait pas plus convenir à toutes les professions qu'à tous les tempéraments. Mais, quelque multipliées que soient les professions, il suffit, sous le rapport du régime, de les ranger en deux classes : l'exercice du corps, celui de l'esprit. Parmi les premières, les unes exercent tout le corps, comme chez les cultivateurs, les forgerons et autres semblables. Or, dans celles-là, les aliments doivent entretenir une grande force, puisque tout le corps fait de grands exercices. Des fruits, des végétaux peu nourrissants ne sauraient suffire ; il faut des substances très-nutritives ; il convient même qu'elles ne soient pas trop délicates, attendu que, si la digestion en était trop facile, bientôt la faiblesse serait produite avec le besoin d'une nouvelle alimentation, et le travail ne pourrait être soutenu comme avec des aliments grossiers, qui ne fournissent que lentement leurs principes nutritifs. Voilà pourquoi les ouvriers qui fatiguent beaucoup se trouvent très-bien de ces pains mats et souvent mal cuits, de ces galettes compactes, dont le peuple se nourrit dans beaucoup de pays pauvres, et digèrent très-bien les viandes les plus indigestes. D'autres sont sédentaires ou ne font mouvoir qu'une partie du corps, telles sont celles des cordonniers, des tailleurs et de la plupart des professions de femme. Le régime n'a pas besoin d'être aussi réparateur, parce qu'il y a moins de fatigue ; mais, par cela même qu'il n'y a pas d'exercice, l'estomac est faible, et il est nécessaire de l'aider par des aliments toniques et même un peu excitants. Des substances douces seraient digérées difficilement.

Quant aux professions où l'esprit seul s'exerce, elles rentrent, sous certains rapports, dans la classe des travaux sédentaires et peuvent être soumis aux mêmes règles. Cependant beaucoup d'autres considérations peuvent les faire modifier. D'abord il n'y a pas de mouvements même partiels du corps ; ensuite, le cerveau étant le centre de toutes les actions, l'estomac est nécessairement languissant, le ventre paresseux, l'appétit presque toujours faible. Telles sont, en aperçu, les dispositions auxquelles le régime doit être approprié. D'un autre côté, il y a une plus grande susceptibilité ; en sorte que comme dans le tempérament nerveux on doit éviter les excitants, qui agaceraient, ne pas même donner les toniques seuls, qui seraient encore trop échauffants, et prendre beaucoup de substances douces, de viandes légères et de fruits mûrs, pour prévenir ou diminuer les constipations, si communes chez les gens de lettres. Bien entendu que, en indiquant des préceptes aussi bornés, nous n'avons voulu citer que des exemples ; mais on pourra régler le régime de toutes les professions en appliquant avec de légères modifications, suivant les cas, ce que nous avons dit de ces trois classes. Quant aux habitudes qu'ont certaines personnes de manger des aliments qui, d'après les règles que nous établissons, pourraient leur paraître nuisibles, nous n'en parlerons que pour les rassurer sur les dangers qu'elles en redouteraient.

L'habitude, cette seconde nature, suivant l'expression populaire, dont les lois sont souvent plus impérieuses que la nature même, a des effets si puissants, qu'on les voit se produire contre toutes les probabilités et se constituer sans danger, malgré toutes les apparences. C'est ainsi que l'on trouve des hommes forts, s'exerçant beaucoup pendant l'hiver et dans un climat froid, se nourrir de mauvais pain et de quelques fruits secs ; tandis que, dans des circonstances tout opposées, on rencontre quelquefois des hommes bilieux qui ne peuvent supporter des végétaux frais et des fruits rafraîchissants. Ce sont, dira-t-on, des exceptions..., mais il fallait en faire mention, afin que l'on ne s'en servît pas comme d'exemples propres à repousser nos règles. Ajoutons, au surplus, que l'effet de l'habitude étant de rendre les organes plus aptes à certains actes, il faut respecter ces aptitudes quand elles existent. C'est ainsi que l'habitude rend à la fin nécessaire des impressions qu'elle seule a pu rendre supportables, et que non-seulement on s'habitue à des aliments malsains, mais qu'il serait souvent dangereux de les quitter trop vite pour un meilleur régime. C'est aussi pour cela que l'on réussirait mal à changer le régime d'un robuste paysan, qui ne mange que du pain grossier et quelques aliments indigestes, auxquels ses organes sont façonnés, pour des potages délicats, du pain léger et la nourriture recherchée qui couvre les tables somptueuses, tandis que le changement opposé ne pourrait être supporté par les personnes habituées à ne vivre que des produits de bonne cuisine; en un mot, il ne faut s'écarter que le moins possible, et seulement avec précaution, des habitudes contractées sous le rapport de la quantité ou de la qualité des aliments.

CHAPITRE VI

RÉGIME ALIMENTAIRE SELON LA SAISON

L'influence des diverses saisons de l'année sur l'état du corps est un fait connu ; mais la digestion est, de toutes les fonctions, celle qui en éprouve les modifications plus profondes. C'est surtout sous le rapport de l'appétit, de la faculté de digérer et du besoin de certains aliments, préférablement à d'autres, que l'on a eu raison de dire que l'homme du printemps ne ressemble pas plus à celui de l'automne, que l'homme de l'été à celui de l'hiver. Cependant cette mutation profonde n'est sensible que quand les saisons font éprouver leurs effets les plus intenses. Tout le monde éprouve facilement l'impression différente que ressent le corps du froid très-vif de l'hiver et de la chaleur des jours caniculaires ; mais il ne faut pas croire que les autres époques des saisons, dont les effets sont moins tranchés, aient pour cela des effets moins réels ; seulement elles produisent des changements que l'on ne remarque pas. On sait qu'en hiver l'appétit est plus fort, la digestion plus active, et que l'on prend une plus grande quantité d'aliments, qui sont même plus promptement digérés que dans les autres saisons. Cela tient à ce que le froid, resserrant les tissus, engourdit en quelque sorte la surface du corps, arrête en partie la transpiration, concentre les forces à l'intérieur et donne plus d'énergie aux organes de la digestion ; aussi les indigestions sont-elles plus rares l'hiver, bien que l'on mange davantage, et l'on peut se nourrir, sans inconvénients, de substances plus dures, plus pesantes, plus difficiles à digérer. Par la même raison, des végétaux sans fécule, des fruits aqueux, ne sustenteraient pas assez ; c'est l'époque où l'on doit user des farineux les plus nourrissants, des viandes les plus succulentes, et où il est moins besoin d'assaisonnement pour en aider la digestion. L'hiver est donc la saison où le choix des aliments est le moins important ; presque tous peuvent être pris, et ce qui prouve que la digestion s'en fait bien, c'est qu'en général on engraisse durant cette saison,

La digestion ne s'exerce pas avec beaucoup moins d'activité au printemps, où plutôt l'énergie de l'estomac semble se continuer : l'appétit ne se perd point, les aliments passent bien assez vite, et, si déjà une température plus douce ramène la vie au dehors du corps, l'impulsion puissante que le renouvellement de l'année redonne à toutes les actions vitales remplace ce que les fonctions digestives perdent en énergie. Les aliments de l'hiver peuvent, par conséquent, être pris encore ; mais il ne faudrait pas continuer longtemps le même régime : il serait bientôt trop nourrissant, amènerait la pléthore, les hémorrhagies, beaucoup d'éruptions de boutons à la peau, et disposerait mal le corps pour supporter les chaleurs de l'été ; il est très-utile alors de manger des viandes plus légères, comme le poisson, de remplacer les rôtis par les bouillis, de prendre plus de légumes, et en général de tremper davantage les aliments, ou de choisir ceux qui sont plus humectants, plus doux, plus rafraîchissants. Ainsi les aliments du printemps ne doivent pas être aussi nourrissants que ceux de l'hiver, mais ils doivent l'être assez pour conserver au corps des forces capables de résister aux changements, aux inégalités de température. Pendant le printemps, la force, la vigueur, se sont peu à peu apaisées, et bientôt la chaleur, agissant avec énergie, amène, avec une excitation générale, une débilité extrême. La peau est animée, rouge et comme boursoufflée, la sueur en découle, toute la vie semble avoir passé à l'extérieur, tandis que les organes digestifs sont débiles, et en même temps très-échauffés, très-irritables. Aussi la digestion est-elle languissante, souvent pénible ou troublée, l'appétit nul ou faible, et ne revient pas quand l'estomac est vide ; ce qui fait que l'on est plutôt appelé à table par l'heure des repas que par une faim décidée. C'est alors que les viandes succulentes, colorées, les ragoûts et même le bouillon gras, répugnent et ne conviennent pas, tandis que les aliments aqueux et médiocrement nourrissants sont les plus appropriés.

La nature semble avoir prévu les besoins de l'homme

en faisant mûrir les fruits pendant l'été, époque de l'année où leur usage est le plus avantageux. Ce sont les plus succulents qui mûrissent à cette époque, ou pendant les plus fortes chaleurs de l'été ; ce sont les plus appropriés à l'état du corps, puisqu'ils rafraîchissent, étanchent la soif et nourrissent peu.

Il ne faut pas oublier, toutefois, que la faiblesse de l'estomac est un résultat de celle de tout le corps, et que, si l'on doit prendre des aliments légers et doux, il faut y mêler quelques subtances légèrement excitantes, afin de réveiller son action sans l'irriter, et en même temps un peu nourrissantes, afin de restaurer le corps et lui donner la force de résister à l'action débilitante de la chaleur. Ainsi l'on prendra, avec des végétaux frais, des légumes, des fruits, une petite quantité de volaille rôtie, de mouton, de veau, de poisson ; mais il est toujours important que tous ces aliments soient très-frais, car il n'y aurait rien de plus dangereux, dans cette saison, que les viandes corrompues ; on doit, par conséquent, repousser les venaisons et même les salaisons. On sait que la bile abonde alors : un semblable régime ne ferait qu'accroître la chaleur intérieure qui la produit, et donnerait à ce produit des qualités capables de déterminer des maladies putrides ; on préviendra, au contraire, ce résultat par des aliments rafraîchissants et nourrissant tout à la fois, surtout en faisant manger beaucoup d'oseille et ne prenant point de viande sans y joindre beaucoup plus de végétaux.

Au commencement de l'automne, le corps conserve

les impressions qu'il a reçues des chaleurs de l'été ; ce n'est que peu à peu que, la température revenant moins chaude, la faiblesse diminue, l'estomac reprend son énergie, et les digestions deviennent d'autant plus faciles que l'on approche davantage de l'hiver. Il faut donc, dans le choix des aliments, suivre cette progression, ne pas s'écarter subitement du régime de l'été, et ne passer que doucement à celui de l'hiver. A cet égard, il est à remarquer que, si l'on obéissait trop vite au sentiment de la faim, qui renaît aussitôt que les chaleurs sont passées, et que l'on prît tout à coup une quantité trop considérable d'aliments fort nourrissants, les organes n'ayant pas encore repris des forces suffisantes pour en opérer la digestion, il pourrait en résulter des accidents. C'est à l'inobservation de cette règle, bien plus qu'à l'usage des fruits, qu'il faut attribuer la fréquence, durant l'automne, des dévoiements, des dysenteries et des fièvres. C'est donc l'excès des fruits qui est dangereux en automne, d'autant plus qu'ils sont succulents, moins aigrelets, moins rafraîchissants, et qu'ils nourrissent plus que ceux de l'été. A cette époque, où les légumes frais abondent encore, il faut, en ayant soin de choisir ceux qui sont nourrissants, continuer quelque temps d'en faire la base du régime ; on y joindra, à mesure que la saison avancera, une plus grande proportion de viande, en passant successivement des légères à celles qui sont succulentes et toniques, de manière à arriver aux substances tout à fait restaurantes.

L'influence de l'humidité étant toujours affaiblissante, il faudra user d'un régime plus tonique, plus fortifiant et plus restaurant, surtout dans un pays où une profession soumet le corps à une humidité continuelle. Au contraire, par un temps sec, dans un lieu élevé et bien aéré, le corps conserve toutes ses forces, et les aliments n'ont pas besoin d'être aussi substantiels.

CHAPITRE VII

RÉGIME ALIMENTAIRE DES NOURRICES

Les nourrices, en général, pensent qu'elles doivent se nourrir pour elles et leurs enfants. Elles mangent au delà du besoin, afin d'avoir plus de lait ; il en résulte, au contraire, que l'estomac, surchargé d'aliments, digère mal, qu'il y a des coliques, des vents, des aigreurs, et que tous ces dérangements produisent un mauvais chyle qui, à son tour, vicie les qualités du lait.

Il arrive aussi quelquefois que l'on change brusquement le régime des nourrices. Souvent une paysanne fort sobre et dont la nourriture est assez grossière, tansportée dans une famille aisée, y est soumise tout à coup à un régime que l'on se plaît à rendre d'autant plus succulent qu'on croit par là amener plus et de meilleur lait. Cet usage est dangereux. On fait bien, à la vérité, de remplacer les aliments grossiers par de plus sains ; mais il faut autant que possible les choisir de nature et de qualité analogues à ceux dont la nourrice usait habituellement et ne l'amener que graduellement à un nouveau régime.

Une autre règle bien importante consiste à ne point l'astreindre à une seule nourriture purement animale ou végétale; mais, si l'on voulait opter, il faudrait donner la préférence à la dernière, parce que l'on a remarqué que les végétaux fournissent plus de lait que les substances animales, et que ces dernières, prises en trop grande proportion, incommodent les enfants. Le mieux est donc de suivre un régime mixte, dans lequel la proportion des végétaux soit plus grande. Il est surtout nécessaire de choisir les aliments des nourrices dans la classe des doux et des fortifiants, d'éviter avec soin les excitants, les ragoûts épicés, les fromages forts, le lard, les salaisons et autres semblables, ainsi que le café et le chocolat. Quant aux acides et aux crudités, il ne faut les défendre qu'autant que leurs effets sont évidemment nuisibles à l'enfant, et cette règle doit même être suivie pour tous les aliments.

Lorsque le nourrisson éprouve plusieurs fois de suite des accidents après que la nourrice a fait usage d'un aliment, fût-il le plus sain en apparence, elle doit y renoncer; de même, lorsqu'une substance qui passe pour mauvaise ne paraît pas nuire, on doit lui en laisser manger. Les salades, les fruits acides et autres sont dans ce cas; on doit d'autant mieux les permettre que, quand ils ne causent pas des tranchées à l'enfant, ils rafraîchissent la nourrice et lui sont utiles, surtout si elle est bilieuse et constipée. Dans tous les cas, l'abus est toujours à redouter et l'on n'en doit permettre qu'une petite quantité.

CHAPITRE VIII

RÉGIME ALIMENTAIRE DES CONVALESCENTS

Pour faciliter le choix des aliments qui conviennent aux convalescents, nous allons indiquer l'ordre dans lequel il faut les prendre pour passer des plus légers et des plus faciles à digérer à ceux qui le sont le moins et aux plus indigestes. La première nourriture des convalescents doit être une eau d'orge panée plus ou moins chargée. Viennent ensuite les bouillons de viande blanche, de veau, de grenouille, de poulet, que l'on commence par épaissir avec une petite quantité de crème de riz ou d'orge, de fécule de pomme de terre ; enfin on permet le lait, qu'il faut donner avec précaution, parce qu'il ne réussit pas toujours bien ; souvent il passe mieux lorsqu'on y a fait cuire un peu de fécule. On peut arriver ensuite aux véritables potages, que l'on fait d'abord bien clairs, en choisissant les fécules les plus légères, comme celles de sagou, de salep, de tapioca, de farine de châtaigne ; on peut, après celles-là, y faire entrer la farine de blé, puis la semoule, le vermicelle et enfin le pain, en commençant par celui de gruau. Tous ces potages doivent être faits d'abord avec du lait ou de l'eau et une petite quantité de beurre bien frais, que l'on chauffe peu ; ensuite, avec les bouillons de viandes blanches dont nous venons de parler. On peut aussi y ajouter du sucre, car on ne doit pas craindre de le prodiguer comme assaisonnement des aliments doux que l'on donne aux convalescents.

Pour rétablir les forces du convalescent, on peut commencer à faire usage de potage gras ; il faut, si l'on veut que la force augmente et soit durable, ajouter une fécule au bouillon, car, sans cela, il produirait une sorte d'exaltation ressemblant à de la force et il n'agirait qu'à la manière des excitants : il échaufferait sans restaurer. On peut aussi commencer à donner du pain, en petite quantité d'abord, et en choisissant celui de gruau cuit depuis au moins environ douze heures. Lorsque le pain est digéré sans inconvénient, on peut passer à des aliments proprement dits. On a recours alors aux plus doux et aux plus légers, mais en préférant les végétaux, si l'on veut nourrir facilement. Ainsi l'on pourra choisir, selon la saison ou le goût, entre les épinards, la laitue ou la chicorée cuits, les cardons, les salsifits, les navets, les asperges, les artichauts, les haricots et les pois verts, ainsi que les très-jeunes fèves, en les débarrassant de leur robe.

On pourra aussi donner des lentilles, des pois et des haricots secs, mais toujours à l'état de purée, et à plus forte raison des pommes de terre, qui sont plus douces et non moins nourrissantes. Tous ces aliments doivent être préparés avec des assaisonnements doux : au lait, au beurre frais et très-rarement au gras ; il en est beaucoup auxquels on peut ajouter de l'oseille pour assaisonnement.

Les fruits cuits doivent être placés sur la même ligne que tous ces aliments ; on doit toujours commencer par les moins acides et les adoucir avec du sucre. En même temps que les aliments qui viennent d'être indiqués, on permettra des poissons légers, tels que l'éperlan, le goujon, le merlan, la limande, la sole et même la perche, mais en ayant soin de ne manger frits que les gros, comme le merlan, afin que l'on puisse en prendre la chair intérieure placée sous la couche de friture, qu'il faut rejeter. La première viande que l'on doit donner est celle du poulet ; on pourrait aussi manger des cuisses de grenouille, même du lapereau et du perdreau. On passera ensuite aux poissons à chair un peu consistante, comme le rouget, le carrelet, la barbue, le brochet, la carpe maigre et même le turbot.

L'agneau et le chevreau sont fort légers ; mais, comme ce sont des viandes peu faites, il faut que l'estomac soit déjà exercé pour les bien digérer ; il en est de même des riz, de la fraise de veau, et surtout du veau, sur l'usage duquel on doit être très-réservé dans les convalescences, qu'il pourrait prolonger par des dévoiements fâcheux.

Les huîtres fraîches peuvent être mangées en même temps, ou même avant le poulet ; c'est alors aussi que l'on peut donner des œufs, en ne laissant manger que peu de blanc, et jamais sans être mêlé au jaune avant la cuisson. Ce qu'on appelle l'œuf au lait est pour les convalescents la meilleure préparation de cet aliment.

On conçoit qu'après avoir pu manger sans inconvénient tout ce que nous venons d'indiquer, on ne doit pas craindre le mouton, le chevreuil, qui est le plus sain de tous les gibiers, et même le bœuf rôti. Cependant, si l'on redoute une nourriture aussi substantielle, on pourra recourir à des poissons plus nourrissants que les précédents, comme la truite, la lote, l'alose, ainsi que le lapin, le pigeonneau, le jeune canard, les cervelles, les moules et même le chapon, la poule, le dindon et le coq avant qu'ils soient vieux. Enfin, quand on aura mangé du canard, du pigeon, de la poularde, de l'oie, des ortolans, des grives, des bec-figues, des bécassines, ou de plus gros gibier, comme la bécasse, la caille, la perdrix, le faisan, le lièvre; ou des poissons tels que l'anguille, le maquereau, le saumon, la morue, la raie, l'esturgeon, le thon, le hareng frais, on ne devra plus redouter les aliments les plus échauffants ou les plus indigestes, et c'est alors seulement qu'il n'y aura pas plus d'inconvénient que dans l'état de santé à user des pâtisseries, des charcuteries, du boudin, du foie, des viandes crues, des anchois, des harengs saurs, des homards, des écrevisses, des champignons, des choux, des oignons, des truffes et des végétaux crus, comme les salades, le céleri, les radis, le cresson, etc. Il est nécessaire quelquefois de passer subitement à des mets qui, dans cette énumération, ne se trouvent qu'après d'autres; mais la règle que nous conseillons n'en restera pas moins la meilleure, et il ne faudra s'en écarter que par exception, quand on y sera forcé par des habitudes acquises ou des dispositions particulières, soit de tempérament, soit de maladie.

CHAPITRE IX

APERÇU DU TRAVAIL DE LA DIGESTION

Les aliments, grossièrement broyés par les dents et imprégnés de salive, descendent dans l'estomac; là ils s'imprègnent de sucs que sécrète cet organe. Les sucs gastriques ramollissent le bol alimentaire, et, au bout d'une heure et demie à deux heures, la masse des aliments est réduite en une pâte grisâtre acide, à laquelle on a donné le nom de *chyme*. Ce sont les aliments les plus rapprochés des parois de l'estomac qui se *chymifient* les premiers; la *chymification* se fait de la circonférence au centre de la masse alimentaire. Le *chyme* le plus élaboré se rapproche de l'ouverture inférieure ou pylorique de l'estomac; de là passe dans l'intestin *duodénum*. Arrivé dans cet intestin, qu'on peut considérer comme un second estomac, le chyme se trouve en contact avec le suc pancréatique et la bile, humeurs de nature alcaline, qui lui font subir une nouvelle transformation. Il perd l'acidité qu'il avait dans l'estomac; les matières grasses qu'il contient, se combinant avec les sucs biliaires et pancréatiques, produisent une espèce d'émulsion de saveur douceâtre; l'amidon du pain et des aliments féculents se convertit en matière sucrée; la fibrine animale se dissout en gelée; la gélatine se délie complétement; les parties caséeuses sont dissoutes; enfin, après que tous les principes chimiques contenus dans les aliments ont subi une dernière transformation dans le *duodénum,* le *chyme* se sépare en deux parties: l'une solide, excrémentielle, qui doit parcourir toute la longueur du canal intestinal pour être rejetée au dehors; l'autre est un liquide blanchâtre, nommé *chyle*, qui est absorbé par les vaisseaux chylifères, dont les orifices s'ouvrent dans les intestins.

Le *chyle*, pris par ces vaisseaux, est conduit dans le réservoir thoracique, et de là dans la masse du sang veineux, pour fournir à l'hématose les principes combustibles qui entretiennent la chaleur vitale. Telle est la marche que suit la digestion des aliments. L'alimentation rend au sang ce qu'il avait perdu pour subvenir à la nutrition des organes et par les diverses excrétions du corps; d'où l'on doit conclure que l'hématose, ou formation du sang, et la chaleur des corps vivants, prennent leur source dans l'alimentation. L'action de l'estomac et des sucs gastriques, biliaires et pancréatiques, n'est point la même sur toutes les substances alimentaires. Parmi ces substances, il en est qui se digèrent très-facilement, tandis que d'autres sont plus réfractaires à l'action gastrique. Ainsi, quant à la digestibilité des substances alimentaires et la durée de la digestion, on peut, en général, établir la moyenne suivante : les fécules, les principes amylacés, le lait, les fruits mûrs, les viandes blanches de jeunes animaux et de poissons frais, les œufs mollets, sont digérés dans l'espace d'une heure et demie à deux heures; les bouillons, les consommés de viande de bœuf, les viandes rôties, le poisson en général, le pain, exigent deux à quatre heures de digestion ; les viandes bouillies, les ragoûts, les graisses, la viande de porc, certaines volailles, comme l'oie, le canard ; certains poissons huileux, les pâtisseries, exigent un temps plus long pour être digérés ; enfin, les aponévroses, les tendons, le blanc d'œuf concrété, les truffes, les champignons, les fruits secs, les noix et les amandes, le pain chaud sortant du four, sont d'une digestion difficile et réclament toutes les forces digestives de l'estomac.

Il est des substances condimentaires qui, mêlées aux aliments, en facilitent la digestion : le sel de cuisine, les épices de bonne qualité, les bons vins, le bicarbonate de soude, le sucre, les substances amères, comme la rhubarbe, le cachou ; d'autres substances, au contraire, ralentissent et peuvent troubler la digestion, telles que l'eau prise en abondance après le repas, les matières grasses, huileuses, les préparations antimoniales, certaines plantes et boissons.

Cet aperçu, quoique très-succinct, de la fonction digestive, fera comprendre le grand rôle que joue l'estomac dans l'organisme humain, et combien il est important pour la santé de toujours le conserver dans son état normal en lui appliquant les règles hygiéniques.

CHAPITRE X

INFLUENCE DE L'AIR SUR LA DIGESTION

Les organes de la digestion et de l'assimilation, qu'on pourrait nommer le laboratoire de la vie, possèdent la faculté de préparer les sucs nutritifs qui sont déversés dans le torrent de la circulation, où ils se transforment en sang noir. Le sang, à son tour, a la propriété de former les cellules, les membranes, les nerfs, les tendons, les os et les divers tissus qui composent un corps vivant.

Le sang contient beaucoup d'hydrogène et de carbone, et ce sont les aliments qui les lui fournissent. La chaleur vitale résulte de la combustion du carbone du sang par l'oxygène de l'air et de la fonction de la respiration; aussi le mot *respirer* est-il synonyme de *vivre*. Voici, en quelques lignes, l'explication de cette combinaison: A chaque expiration, l'oxygène que contient l'air aspiré pénètre dans les vésicules bronchiques et passe dans le sang veineux, riche en acide carbonique. En vertu des lois physiques de l'échange des gaz, l'oxygène de l'air remplace, dans le sang veineux, l'acide carbonique expulsé à chaque expiration. Au moment de cet échange de gaz, le sang, de noir qu'il était, devient rutilant et emporte l'oxygène dans le torrent circulaire artériel. Ainsi introduit dans la circulation, l'oxygène se trouve en présence de divers principes, que la digestion verse incessamment dans le sang, tels que sucres, alcools, graisses, etc., et se combine avec leur carbone et leur hydrogène; alors s'opère une combustion latente qui commence probablement dans les artères et s'accomplit dans les vaisseaux capillaires. L'hydrogène et le carbone du sang étant sans cesse brûlés par l'oxigène de l'air aspiré, il devient indispensable qu'ils soient incessamment renouvelés; car, si les aliments ne fournissent pas le carbone et l'hydrogène nécessaires, la combustion se ferait aux dépens des organes, et bientôt surviendraient des perturbations dans la santé.

La quantité de sang d'une personne adulte est évaluée à 12,000 grammes, dont 80 pour 100 d'eau. Pour transformer le carbone et l'hydrogène contenus dans cette quantité de sang en acide carbonique, il faut 4,271 grammes d'oxygène. Or cette quantité d'oxygène, arrivant par la respiration, pénètre le sang dans l'espace de quatre jours et cinq heures, d'après les calculs du savant *Liebig*. Les aliments pris par un adulte, dans un jour, représentent 435 grammes de carbone; ces 435 grammes s'échappent par les poumons et la peau, c'est-à-dire pendant la respiration et la transpiration, sous forme d'acide carbonique; pour que les 435 grammes de carbone puissent être transformés en acide carbonique, il faut la présence de 1,015 grammes d'oxygène, quantité absorbée dans un seul jour. La quantité d'oxygène absorbée par les poumons dépend non-seulement du nombre des expirations, mais encore de la température et de sa densité.

L'air froid contient plus d'oxygène que l'air chaud ; c'est pourquoi on respire plus d'oxygène en hiver qu'en été, plus dans les pays froids que dans les pays chauds. En hiver, et dans les contrées froides, la quantité d'acide carbonique chassée du poumon est plus considérable qu'en été ; d'où il résulte qu'on mange plus par un temps froid que par un temps chaud, que l'appétit est plus développé en hiver qu'en été : cela dépend absolument de la déperdition du carbone du sang. La quantité des aliments dont le corps a besoin est généralement réglée sur le nombre des expirations pulmonaires ; plus une personne respire activement, plus elle mange ; au contraire, moins sa respiration est active, moins elle consomme d'aliments ; en d'autres termes, la quantité de nourriture hausse ou baisse, selon la rapidité ou la lenteur des fonctions pulmonaires.

Les oiseaux, qui possèdent un système pulmonaire très-développé, mangent continuellement, parce qu'ils consomment une énorme quantité d'oxygène. Les reptiles, au contraire, dont la respiration s'opère avec une lenteur remarquable, peuvent rester des mois entiers sans manger. Les enfants, chez qui l'activité pulmonaire est très-grande, mangent à tous moments et sont incapables de supporter la faim. Les travailleurs et tous ceux qui font une grande dépense pulmonaire mangent plus souvent et davantage que les individus sédentaires, parce que, dans l'état d'agitation et de travail, la déperdition est plus grande que dans l'état de repos. Cette démonstration prouve que, plus on aspire d'oxygène, plus on respire d'acide carbonique, et, partant, plus on a besoin de manger pour réparer les pertes faites par la respiration; mais alors il faut savoir choisir parmi les aliments ceux qui, selon la circonstance actuelle, sont les plus réparateurs. Les personnes grasses, sédentaires, qui perdent peu par la respiration et la transpiration, se trouveront bien de l'usage des aliments azotés. Les personnes maigres, actives, chez lesquelles se fait une grande déperdition pulmonaire et cutanée, doivent, dans l'intérêt de leur santé, choisir leurs aliments parmi les substances hydro-carbonées.

L'analyse chimique a démontré que 4 kilogrammes de viande ne contenaient pas plus de carbone que 1 kilogramme de fécule. Cette énorme différence explique pourquoi les carnivores consomment beaucoup de viande, afin de trouver dans la quantité le carbone indispensable à la vie. — On a expérimenté qu'un homme qui mangerait une livre de viande et une livre de fécule vivrait en parfaite santé, tandis que, s'il ne mangeait ni pain, ni aliments féculents, il lui faudrait quatre livres et demie de viande pour se procurer le carbone nécessaire à la respiration. Les céréales et autres végétaux alimentaires contiennent plusieurs principes essentiels à l'entretien de la vie. Quelques-uns de ces principes, comme l'amidon, le sucre et la gomme, sont très-riches en carbone. La combustion du carbone du sang par l'oxygène de l'air est la source de la chaleur vitale. Les autres principes, comme la fibrine, l'albumine et la caséine végétales, servent à former, à régenérer les organes et autres tissus de l'organisation vivante.

Les substances alimentaires en usage dans les pays chauds diffèrent de celles dont on fait usage dans les pays froids par les proportions de carbone. Les fruits, les légumes et les herbages dont se nourissent les Méridionaux contiennent peu de carbone, tandis que les graisses et les huiles de poisson, que mangent les habitants des contrées polaires, renferment 80 pour 100 de carbone. La raison de cette différence se trouve dans la plus grande quantité d'oxygène contenue dans l'air froid que respirent ces derniers. Les individus qui mangent beaucoup de viande et fort peu d'aliments hydro-carbonés respirent, ainsi que les animaux carnivores, aux dépens des matières produites par la mutation de leurs organes; ils usent leurs forces assimilatrices uniquement pour produire la quantité de carbone nécessaire à la fonction respiratoire; s'ils mangeaient en proportion convenable des aliments hydro-carbonés, ils économiseraient leurs forces digestives et leur constitution s'en trouverait infiniment mieux.

CHAPITRE XI

QUALITÉS ESSENTIELLES DES VIANDES

Les viandes, en général, sont composées de trois principes essentiels, qui sont : la *fibrine*, la *gélatine* et l'*albumine*.

La fibrine, qui est la base des muscles, s'offre sous la forme de fibres blanches, lorsqu'elle est encore humide, et jaunâtre, lorsqu'elle est sèche. L'oxygène, l'hydrogène, le nitrogène et le carbone, entrent dans sa composition. La fibrine n'est nutritive qu'autant qu'elle est mélangée à des substances nourrisantes.

La gélatine s'extrait ordinairement par l'ébulition des tissus blancs des animaux, tels que : tendons, membranes, ligaments, cartilages, os, etc. ; la peau en fournit une quantité considérable. Ce qu'on nomme gelée de viande est tout simplement de la gélatine assaisonnée d'un peu de jus. La gélatine est très-peu nutritive ; néanmoins, lorsqu'on la mélange aux aliments, elle se dissout dans le suc gastrique, se digère et s'assimile fort bien. Il est permis de croire que la gélatine introduite dans l'estomac, après avoir été élaborée par la digestion, redevient membrane, cellule ou principe organique des os, et qu'elle sert au renouvellement des tissus gélatineux. La vertu des bouillons de poulet, de veau, de tortue, est due à la gélatine qu'ils contiennent. Le principe gélatineux domine dans la chair des jeunes animaux; c'est pourquoi la viande de chevreau, d'agneau, de veau, tués trop jeunes est fort peu nutritive; elle débiliterait l'estomac et provoquerait la diarrhée, si on en faisait un usage journalier.

L'albumine, de même que la gélatine, ne contient que fort peu de sucs nutritifs; mais, à l'état de mélange avec d'autres aliments, elle se digère et sert à la nutrition. Si l'on fait bouillir l'albumine, elle se coagule, se durcit et devient difficile à digérer. L'albumine et le jaune d'œuf battus ensemble sont un aliment réparateur, qui se convertit facilement en chyle. L'albumine, étendue de beaucoup d'eau, est employée en médecine comme adoucissante. On administre avec succès l'eau albumineuse dans l'empoisonnement par les sels de cuivre et de mercure. L'albumine est abondamment répandue dans la matière vivante; on la trouve dans le chyle, la synovie, le serum du sang; dans la bile, la chair musculaire, le lait, la moelle des os, les tissus blancs, etc.

Les mollusques, et particulièrement les huîtres, les moules, les escargots, en contiennent de notables quantités; mais c'est dans les œufs que l'albumine existe en plus grande abondance.

Les langues de bœuf, de porc, de veau, de mouton, sont formées de fibres serrées, fines, qui en font un aliment délicat, savoureux, d'une facile digestion et qui convient à tous les estomacs.

Les cœurs, en général, diffèrent si peu de la chair des animaux dont ils proviennent, qu'on peut se dispenser de les en distinguer sous le rappport des qualités alimentaires. Néanmoins le cœur conserve ordinairement, surtout dans les grands animaux, des portions de gros vaisseaux dont la digestion n'est pas aussi facile que celle du cœur lui-même. C'est un aliment savoureux et nourrissant qui convient aux personnes en bonne santé.

Les oreilles et les jarrets de cochon, de veau, de mouton et de bœuf, sont des aliments indigestes à cause de la grande quantité de gélatine qui les composent, et dont il est prudent de ne manger que de petites quantités et préparées avec des assaisonnements capables de réveiller l'action de l'estomac autant que de remédier à leur insipidité.

Les cervelles des animaux sont composées en grande partie d'une matière analogue au blanc d'œuf et d'un principe onctueux ; elles semblent ne point différer dans les divers animaux, car elles ont dans tous la plus grande analogie. Les cervelles de veau et de mouton sont préférables à celle de bœuf, dont les qualités alimentaires sont moins favorables à la santé. Les cervelles des petits animaux sont plus délicates ; mais, en général, c'est un aliment insipide, dans lequel la quantité de phosphore et d'osmazome n'est pas assez considérable pour exciter l'action digestive de l'estomac : en sorte qu'il est lourd et ne peut être facilement digéré : il ne faut donc en manger que peu et bien préparé avec des assaisonnements excitants.

Le riz de veau diffère peu des cervelles : c'est un aliment douceâtre, gras, et qui, n'excitant point l'action de l'estomac, doit être pris en petite quantité, bien assaisonné ou mêlé à d'autres aliments.

Le gras-double, ou partie grossière du ventre du bœuf, est un aliment nourrissant et un peu rafraîchissant, mais qui a besoin d'un assaisonnement propre à en relever le goût et en faciliter la digestion. Cet aliment ne convient qu'aux personnes en bonne santé.

Les rognons ne conviennent pas aux estomacs délicats, lors même qu'on les débarrasserait des parties tendineuses qu'ils renferment, pour les rendre plus digestibles. C'est un aliment à la fois lourd et un peu excitant.

Les foies de bœuf, de porc, de veau, de mouton, d'oie, de canard et de divers autres animaux, présentent de grandes différences dans leurs qualités alimentaires. Celui de bœuf contient beaucoup de sang et forme un aliment très-lourd : il pourrait être employé pour donner au bouillon plus de corps, de couleur et de goût, en le joignant à la viande et aux végétaux dans le pot-au-feu.

Le foie de veau est préférable, mais il faut remarquer qu'en général les foies de tous les animaux sont composés, en majeure partie, d'une substance analogue au blanc d'œuf, ce qui explique pourquoi la cuisson augmente plutôt leur dureté que de les attendrir. Aussi, plus le foie de veau est cuit, plus il est compacte et difficile à digérer; il faut le manger pour ainsi dire saignant, et, si l'on en mange trop, encore est-il indigeste.

Les foies de mouton et de porc sont aussi bons que celui de veau; ceux des animaux moins gros n'en diffèrent que par un peu plus de délicatesse. Ce sont les foies gras qui jouissent d'une grande réputation, et cependant ils sont les plus indigestes de tous, parce que, aux inconvénients propres aux foies, se trouvent joints ceux d'une surabondance de matière graisseuse qui en rend la digestion encore plus pénible, quoique cet aliment ne fournisse qu'une petite quantité de substance vraiment nourrissante.

Le bœuf salé, le jambon, certains saucissons, les anchois, le thon, etc., que l'on mange quelquefois crus, sont des aliments très-nourrissants quand l'estomac a assez de force pour les digérer. On ne doit en user qu'en faible proportion, avèc du pain et d'autres mets; le mieux serait de n'en manger que fort rarement.

CHAPITRE XII

VIANDES ROUGES

Les viandes rouges contiennent beaucoup de fibrine et d'*osmazome,* ou partie la plus nourrissante des viandes, comme la fécule dans les végétaux. L'osmazome s'assimile facilement au corps, nourrit vite et produit une vive chaleur. Il est aisé d'apprécier pourquoi la nourriture végétale est plus douce, plus rafraîchissante, et la nourriture animale plus chaude, plus excitante. Ces viandes nourrissent parfaitement et conviennent à tous les tempéraments en toute saison. Mélangées à des fécules, à des légumes que l'on peut varier selon les goûts, elles composent l'alimentation la plus saine, la plus favorable au développement et à l'entretien du corps humain. Le *bœuf*, le *mouton*, le *porc*, le *pigeon*, le *perdreau*, la *perdrix*, le *bec-figue*, l'*outarde*, la *grive*, l'*alouette* et l'*ortolan;* les poissons, tels que : le *thon*, le *saumon*, le *homard*, l'*esturgeon*, l'*alose*, la *crevette*, la *sole*, le *maquereau*, la *truite*, le *rouget,* sont aussi rangés dans la catégorie des viandes rouges.

Les viandes bouillies sont peu nourrissantes, parce

qu'elles ont perdu, en grande partie, leurs sucs nutritifs : la *gélatine* et l'*osmazome*, dont le bouillon s'est emparé ; il ne leur est resté que la fibrine insipide et l'albumine, peu réparatrices par elles-mêmes, à moins que les viandes ne soient très-peu cuites ; d'où il suit que meilleur est le bouillon, moins bonnes sont les viandes ; le bouillon est d'autant meilleur que la quantité de viande se trouve en cuisson avec trois fois son poids d'eau. Le bouillon, légèrement assaisonné de végétaux, nourrit promptement et rétablit l'équilibre vital dans toutes les fonctions organiques du corps. Mais, lorsqu'il est fortement assaisonné d'épices ou de végétaux, il nourrit moins, échauffe parfois ou rafraîchit.

Le bœuf à la mode se fait cuire dans son jus, avec un peu d'eau dans un vase clos ; le liquide, qui ne couvre que la partie inférieure de la viande, se réduit insensiblement en vapeur, laquelle, ne pouvant s'échapper, pénètre son tissu, l'amollit sans la déssécher ; en sorte qu'elles est à la fois humide, tendre, remplie de jus, et, par conséquent, facile à digérer et nourrissante : on doit avoir le soin de ne pas trop l'aromatiser.

C'est sous la forme du rôti que la viande nourrit le plus. La meilleure manière de faire rôtir les viandes est de les saisir tout d'abord par un coup de feu vif; puis de modérer le feu et de les laisser cuire ensuite à l'air libre, afin que leur fumet se développe et ne s'évapore point. La viande rôtie possède au plus haut degré des qualités réparatrices et fortifiantes.

Il n'y a que le bœuf qui renferme plus de jus de

viande que le mouton. La chair de mouton est un peu plus tendre, plus facile à digérer par certains estomacs, presque aussi nourrissante, mais produit moins de chaleur et d'excitation. Le bouillon de mouton n'a pas cette odeur aromatique, cette saveur piquante et agréable de celui de bœuf; tandis qu'une côtelette, un gigot rôti, ne le cèdent pas en qualité à la viande de bœuf. La viande de mouton rôtie est un aliment savoureux, excitant, très-nourrissant et d'une facile digestion; il convient aux personnes faibles, délicates, et aux convalescents.

Il est généralement reconnu que la viande de porc est très-lourde et ne peut être digérée que par les bons estomacs et les personnes fortes qui se livrent à des exercices actifs; on sait aussi qu'elle nourrit beaucoup. Au surplus, il ne faut pas croire trouver cette viande seule dans ce qu'on appelle la charcuterie; les nombreux et forts assaisonnements qu'on y ajoute en font des préparations bien plus échauffantes, bien plus excitantes que ne seraient des côtelettes ou un filet de porc rôti. Le boudin, quoique très-nutritif, est une mauvaise nourriture. dont il ne faut user qu'avec beaucoup de ménagements et ne manger dans les repas qu'en petite quantité, afin que ses qualités malfaisantes soient atténuées par les autres aliments. Le jambon est nourrissant, d'un goût excitant, mais indigeste et échauffant s'il est un peu trop salé ou trop vieux. On ne doit l'employer que comme condiment pour relever le goût des aliments et les rendre plus succulents.

Les viandes salées sont, en général, des aliments assez insalubres. La salaison des viandes augmente toujours la fermeté de leur tissu en les privant de leur humidité, en sorte que lorsqu'on les dessale avant de les manger, comme on le fait pour la morue, le hareng, le lard, etc., leur chair reste toujours plus sèche et moins facile à digérer que lorsqu'on les mange frais.

La chair de pigeon est tendre, savoureuse, nourrissante et facile à digérer ; elle est plus tonique et plus échauffante, si le pigeon est vieux. Cet aliment convient aux personnes qui ont besoin d'une nourriture échauffante.

La chair du perdreau est tendre, délicate, savoureuse, nourrissante et facile à digérer. C'est un aliment agréable au goût et qui humecte de bons sucs l'estomac, le tonifie et stimule les organes digestifs.

La chair de la perdrix est délicate, grasse, nourissante, un peu échauffante et lente à digérer. Cet aliment convient aux estomacs robustes qui digèrent facilement.

Le bec-figue est un petit gibier très–recherché, dont la chair fine, délicate, savoureuse, excitante comme celle des animaux sauvages, est fort nourrissante et préférable à celle des autres petits oiseaux.

La chair de la grive est délicate, fine, très–savoureuse et excitante comme celle des animaux sauvages, bien que, très–grasse et nourrissante surtout en automne, elle pèse comme les viandes trop grasses, et pour la bien digérer il faut qu'elle soit bien assaisonnée.

La chair de l'alouette est délicate, savoureuse, tonique et un peu échauffante ; elle convient aux estomacs faibles et délicats.

L'ortolan est un petit gibier fort délicat et très-recherché ; sa chair est délicate, fine, un peu grasse, savoureuse et excitante ; elle convient, étant bien assaisonnée, aux estomacs faibles, délicats, et aux convalescents.

Le saumon, l'esturgeon et le maquereau, poissons de mer, ont la chair ferme, délicate, grasse, nourrissante, savoureuse, mais indigeste, et ne conviennent qu'aux estomacs robustes.

Le thon, poisson de mer, a la chair ferme, nourrissante et un peu indigeste. Le thon, après avoir été rôti, frit, assaisonné, se conserve dans l'huile, ne doit être mangé qu'en petite quantité, seulement comme hors-d'œuvre.

L'alose, poisson de mer et de rivière, a la chair tendre, grasse, onctueuse, pesante et lente à digérer ; si elle est bien fraîche, elle est plus digestible et nourrit davantage sans donner des rapports nidoreux.

Le homard, le rouget, la truite et la sole, poissons de mer et de rivière, ont la chair ferme, délicate, savoureuse, nourrissante, d'une facile digestion, qui convient aux personnes faibles, délicates, et aux convalescents.

La friture que l'on fait sur un feu ardent rend les aliments excitants et dangereux pour les estomacs faibles et irritables, d'autant plus qne la couche frite se trouve plus épaisse que la partie de l'aliment qu'elle contient. Le danger de cette préparation se trouve dans la surface frite ; car , si l'on rejette cette croûte pour ne manger que ce qu'elle enveloppe, on le trouve bon, savoureux et très-nourrissant, parce que le principe nutritif n'a pas été absorbé par la croûte frite. Les meilleures fritures sont celles de poisson frais, peu gros, afin qu'ils cuisent plus promptement.

La matelotte est une sorte d'étuvé de poisson fortement assaisonné de vin, d'aromates, qui échauffe si on en mange un peu trop. C'est un aliment très-nourrissant, qui ne convient qu'aux estomacs robustes.

CHAPITRE XIII

VIANDES NOIRES

Les viandes noires sont très-animalisées, à cause de la grande quantité de fibrine et d'osmazome qu'elles contiennent. Ces viandes sont excitantes et très-nutritives. Le chyle qu'elles produisent accroît l'énergie vitale et les forces musculaires ; mais, si l'on en abuse, le sang, devenu trop plastique, trop excitant, peut donner lieu à des maladies inflammatoires, à des hémorrhagies, à l'apoplexie. Les viandes noires conviennent aux habitants des pays humides, aux hommes adonnés aux travaux physiques et qui digèrent facilement. Les habitants des pays méridionaux, les hommes d'un tempérament bilieux, à fibres sèches, doivent en user très-sobrement et s'en abstenir pendant les chaleurs de l'été.

Les viandes faisandées qui ont subi un commencement de putréfaction, comme le faisan, la perdrix, la bécasse, le chevreuil, etc., ne conviennent nullement à nos climats.

Si les habitants des régions polaires peuvent se nourrir sans inconvénient de chairs de poisson à moitié putréfiées, il n'en est pas de même chez nous ; les viandes faisandées, qu'estiment certains gourmets à goût blasé, peuvent occasionner de graves irritations du tube digestif et des maladies de peau très-incommodes.

Parmi les animaux à chair noire, on distingue surtout : le *cerf*, le *chevreuil*, le *lièvre* et le *sanglier*; parmi les oiseaux : le *canard*, la *bécasse*, la *bécassine*, la *mauviette*, le *passereau* ; et, parmi les poissons : la *carpe*, la *raie*, l'*anguille*, la *brème*, la *morue*, le *hareng* et la *sardine*.

La viande du cerf est dure, coriace, peu nourrissante, échauffante et indigeste; elle ne forme un aliment agréable et sain que lorsque le cerf est jeune.

La chair du chevreuil ressemble beaucoup à celle du mouton, elle en a aussi les qualités nutritives ; mais l'odeur d'animal sauvage qui la caractérise la fait rechercher par les personnes qui aiment le gibier. C'est, au reste, le meilleur gibier et le plus sain ; cependant, pour que sa chair soit tendre et bien savoureuse, il faut que l'animal ait d'un an à dix-huit-mois, car, plus vieux, elle est dure ; trop jeune, elle est molle. On doit préférer le chevreuil qui habite un pays sec, élevé, où il n'est pas inquiété.

La chair du lièvre est serrée, tendre, savoureuse, nourrissante et d'une facile digestion ; c'est un aliment qui restaure et bonifie l'estomac ; il n'est échauffant que lorsqu'on en mange trop. Le civet de lièvre ou de lapin fortement assaisonné ne convient qu'aux estomacs robustes, ainsi qu'aux personnes qui font des exercices actifs.

Le sanglier ne diffère du cochon que par une plus grande fermeté de sa chair, qui est plus agréable au goût et d'une odeur plus forte ; la hure en est la partie la plus recherchée et la plus délicate.

La chair du canard est ferme, savoureuse nourrissante et facile à digérer quand il est jeune et étouffé plutôt que saigné ; mais, lorsqu'il est trop gras, il est indigeste ; s'il est trop vieux, il nourrit moins.

La chair de la bécasse est tendre, délicate, nourrissante et d'une facile digestion ; elle convient aux estomacs faibles, paresseux et froids. La bécasse est très-grasse en décembre et en janvier, mais elle maigrit au printemps, devient dure, sèche et d'un fumet très-fort.

La chair de la bécassine est fine, savoureuse, excitante, tonique, nourrissante et facile à digérer ; elle convient aux estomacs délicats et aux convalescents.

La mauviette est une sorte d'alouette grasse dont la chair est brune, délicate, savoureuse et d'une facile digestion ; c'est un aliment échauffant si on en mange un peu trop.

Le lapereau est un lapin jeune dont la chair ferme, délicate, tonique, facile à digérer, ne convient qu'aux personnes qui ont besoin d'aliments échauffants.

La carpe est un poisson de rivière de deux genres : l'un gras et l'autre maigre. La carpe grasse est un aliment peu agréable, indigeste et qui répugne promptement; la carpe maigre, au contraire, a la chair ferme, délicate, savoureuse et d'une facile digestion ; elle convient aux estomacs délicats et aux convalescents.

La chair de la raie, poisson de mer, est dure et a besoin d'être conservée pour se ramollir; elle nourrit alors assez bien et se digère aisément. Cet aliment convient aux personnes en bonne santé.

L'anguille est un aliment pesant et lent à digérer ; elle est peu nourrissante, relâche et peut même donner le dévoiement si l'on en mange trop ; rôtie, elle est moins indigeste et moins onctueuse. Les assaisonnements forts lui conviennent, et il faut éviter de mettre de l'huile dans la sauce dite tartare.

La brème, poisson de rivière, dont la chair molle, visqueuse et peu nourrissante, à moins qu'elle ne soit beaucoup assaisonnée, est un aliment qui ne convient qu'aux personnes robustes.

La chair de la morue est ferme, serrée, très-nourrissante et facile à digérer étant fraîche ; mais, après avoir été salée et séchée, elle pèse toujours sur l'estomac, quoiqu'on l'ait laissée longtemps tremper dans l'eau pour la dessaler et l'attendrir ; elle ne convient, en général, qu'aux personnes en bonne santé.

Le hareng est un poisson de mer à chair grasse, qui a besoin, lorsqu'il est frais, d'être bien assaisonné pour le digérer facilement; tandis que, salé ou fumé, il est âcre, échauffant et très-indigeste, à moins qu'on ne le dessale dans de l'eau fraîche. Cet aliment ne peut convenir qu'à des estomacs robustes.

La sardine est un poisson de mer à chair délicate,

agréable au goût et facile à digérer ; la sardine sèche et salée n'offre pas les mêmes qualités alimentaires. Elle a tous les inconvénients des aliments fortement salés. La sardine préparée à l'huile, dans une conserve, est un aliment excitant, savoureux, mais très-indigeste et causant souvent des douleurs d'estomac.

CHAPITRE XIV

VIANDES BLANCHES

Les viandes blanches contiennent très-abondamment des principes gélatineux ; elles sont faciles à digérer, mais peu nutritives, et conviennent en particulier aux tempéraments bilieux, aux convalescents et aux estomacs paresseux ; mais on ne doit jamais en faire sa nourriture exclusive.

Parmi les animaux à viande blanche, on distingue : le veau, l'agneau, le chevreau, le lapin ; parmi les oiseaux : la poule, le poulet, le chapon, le coq, le dindon, l'oie, le faisan, la caille ; parmi les poissons ; l'éperlan, le turbot, la tanche, le brochet, le barbot, la lotte, la barbue, le carrelet, la dorade, le merlan, le goujon, la grenouille et tous les jeunes poissons à chair blanche.

Le veau, lorsqu'il n'est pas trop jeune, est tendre, délicat et savoureux, mais indigeste, à moins qu'il ne soit bien assaisonné, et ne convient qu'à un petit nombre d'estomacs ; rôti, il est préférable et forme un aliment agréable au goût, nourrissant et d'une digestion plus prompte.

La fraise de veau est un aliment peu nourrissant,

mais très-rafraîchissant, qui convient aux estomacs èchauffés : elle détruit les constipations opiniâtres.

L'agneau, lorsqu'il n'est pas trop jeune, est nourrissant, délicat, et très-rafraîchissant ; mais il faut n'en prendre que peu à la fois, parce que cet aliment ne fournit aucun principe capable d'exciter les organes digestifs, et produit, quand il reste dans l'estomac, des indigestions violentes.

Le chevreau possède les mêmes qualités et produit les mêmes effets que l'agneau.

La chair du lapin bien formé est ferme, délicate, nourrissante et d'une facile digestion ; quoiqu'elle soit fade, elle convient, étant bien assaisonnée, aux estomacs faibles et aux convalescents.

La chair de poule est pénétrée de graisse fine, qui en fait un aliment savoureux, très-nourrissant et facile à digérer. Le bouillon fait avec une poule et un demi-kilogramme de bœuf est très-restaurant et convient à tous les estomacs.

La chair de poulet est tendre, délicate, peu grasse, nourrissante et d'une facile digestion. C'est un aliment léger et agréable au goût, qui convient aux personnes faibles, délicates, et aux convalescents. Le bouillon fait avec un jeune poulet est très-restaurant et convient aux personnes épuisées.

Par leurs qualités alimentaires, le blanc et le jaune d'œuf de poule diffèrent presque autant que par leurs nuances extérieures. Le blanc, mangé cru sortant de la coquille, pèse sur l'estomac, parce que l'albumine qui le forme est contenue dans des membranes entières ; il en résulte une masse que l'estomac n'attaque pas facilement ; cependant, quelques personnes le mangent ainsi sans incommodité, ce qui tient peut-être à ce qu'elles l'avalent encore chaud, au moment où l'œuf vient d'être pondu. Quand le blanc d'œuf est un peu battu, il est moins indigeste, mais peut encore nuire par sa viscosité. En le faisant cuire très-peu, ce qu'on appelle en lait, les membranes sont détruites, et il se digère bien plus aisément ; mais on ne peut lui donner cet état laiteux que dans les œufs très-frais, bien pleins, et que l'on fait cuire à la coque. Il est généralement connu que, plus le blanc d'œuf est cuit, plus il est dur, et qu'il a une odeur sulfureuse d'autant plus prononcée qu'il est moins frais et plus cuit.

Le jaune d'œuf se compose d'une matière semblable au blanc, mais qui est mise dans un état particulier, par le mélange d'une huile grasse et d'une matière colorante jaune. En battant le blanc et le jaune, c'est le blanc qui paraît dissous, puisque le mélange conserve plus des qualités du jaune. Ce dernier, soit cru, soit trop cuit, est moins bien digéré qu'à l'état de demi-cuisson ; mais, dans tous les cas, c'est toujours un meilleur aliment que le blanc. Il se gonfle dans l'estomac, nourrit bien, fournit peu d'excréments, et, par ce motif, passe pour échauffer et resserrer. Ses qualités sont celles des œufs entiers, quoique à un moindre degré, et la meilleure manière de les manger consiste à faire un mélange du blanc et du jaune avant de les faire cuire.

Il en résulte que le blanc ne devient pas dur comme

en cuisant seul, et que l'omelette, par exemple, loin d'être ferme et compacte, est molle et forme un aliment bien plus sain que les œufs dits sur le plat, où les bonnes qualités du jaune ne remédient pas aux inconvénients du blanc, qui est toujours durci complétement ; de même dans l'œuf à la coque, surtout s'il est un peu trop cuit, on fera bien de broyer le jaune avec la portion du blanc qui reste cuite à l'état de lait, de ne manger que ce mélange, et de laisser tout le blanc durci qui tient après la coquille.

Les œufs sont d'autant meilleurs qu'ils sont plus frais et cuits à point. A cet état, ils sont plus doux, nourrissent beaucoup, fortifient, se digèrent aisément et conviennent aux convalescents qui ont déjà pris une nourriture plus légère. Quand ils sont conservés, ils sont moins bons et surtout plus échauffants, à cause du gaz sulfureux qui s'y développe. Enfin, quand ils sont trop gardés, il est peu d'aliments plus désagréables et qui puissent devenir plus putréfactifs. Les œufs de poule sont les plus employés, probablement parce qu'ils sont les plus communs, car ceux de dinde sont plus délicats, ainsi que ceux de cane ; mais ces derniers ne peuvent être mangés à la coque : leur blanc, au lieu de devenir laiteux, prend une consistance de colle, une couleur blanc pâle et un goût de sauvageon.

Les œufs de poisson ressemblent beaucoup à ceux des oiseaux ; mais ils sont presque tous jaunes, parce que le blanc y manque le plus ordinairement ; aussi ne se durcissent-ils par la cuisson que comme le jaune d'œuf. On accuse ceux qui, par le feu, ne se durcissent pas et restent visqueux, demi-transparents, d'irriter et de purger fortement.

La chair du chapon est grasse, ferme, délicate, nourrissante et facile à digérer ; les parties les plus grasses sont moins digestibles. Les ailes et les chairs qui tiennent sur la poitrine sont très tendres, parce que cet animal ne vole pas, et sont meilleures, plus salubres que celles qui entourent le croupion.

Le coq jeune, de basse-cour, a la chair tendre, ferme, nourrissante et facile à digérer ; vieux, la chair est noire, dure et sent le sapin. Le bouillon fait avec un jeune coq est nourrissant, tonique et très-restaurant.

Le coq de bruyère, qui vit sur les montagnes, est très-recherché pour sa chair fine, délicate, nourrissante et d'une facile digestion.

La chair du dindon est tendre, ferme, excitante, très-nourrissante et facile à digérer. C'est un aliment délicat et sain lorsqu'il est jeune, engraissé avec soin, et surtout la femelle.

La chair de l'oie est comparable à celle du canard ; seulement elle est plus grasse, plus ferme et succulente. Elle nourrit beaucoup, mais ne peut être digérée que par les estomacs robustes et des personnes qui font de l'exercice. Une jeune oie peu grasse est un fort bon aliment, surtout cuite en daube.

Le jeune faisan a la chair tendre, délicate, savoureuse et facile à digérer ; pour la rendre plus agréable au goût, elle a besoin d'être mise en venaison ; elle devient alors plus tendre, plus savoureuse et plaît davantage à certains palais.

La chair de la caille est grasse, échauffante, nourrissante et indigeste. A l'automne, au printemps et en été, c'est un délicieux aliment, d'une digestion plus aisée.

Le turbot, poisson de mer, a la chair tendre, délicate, d'un goût exquis et facile à digérer. Le turbot est recherché pour sa légèreté; il forme un aliment agréable qui plaît aux gourmets et qui convient aux estomacs paresseux et aux convalescents.

La chair du merlan, poisson de mer, est molle, légère, nourrissante et d'une facile digestion. C'est un aliment qui convient aux estomacs fatigués, délicats et aux convalescents.

La tanche, poisson d'eau douce, a la chair dure, peu agréable au goût et indigeste. Cet aliment, quoique bien assaisonné, ne convient qu'aux personnes en bonne santé.

Le barbeau, poisson de rivière, a la chair muqueuse, douceâtre et peu nutritive; il est très-indigeste; son foie est recherché. Lorsqu'il est vieux, il est meilleur, parce qu'il a perdu ses mauvaises qualités. Il est alors plus nourrissant, d'une digestion plus facile, étant bien assaisonné. *Il faut avoir le soin de jeter ses œufs.*

L'éperlan, la barbue, le carrelet, la dorade, le goujon, le brochet, la lotte, poissons de mer et de rivière, ont la chair délicate et légère, savoureuse et nourrissante et d'une facile digestion. Ces poissons conviennent aux estomacs faibles, délicats et aux convalescents.

CHAPITRE XV

CRUSTACÉS ET MOLLUSQUES ALIMENTAIRES

Certains crustacés, tels que l'*écrevisse*, la *crevette* et e *crabe*, ainsi que la *tortue,* sont rangés dans la caégorie des viandes blanches. Les mollusques, tels que 'huître et la *moule*, appartiennent à la même caté;orie.

L'écrevisse est rafraîchissante, excitante, tonique et 'une facile digestion. C'est un aliment qui convient ux estomacs irrités, qui ne peuvent supporter une bondante nourriture.

La crevette, petite écrevisse, est un aliment agréable, élicat, savoureux, nourrissant et facile à digérer; il onvient aux personnes délicates et aux convalescents.

Le crabe est un aliment délicat, savoureux, trèsourrissant et d'une facile digestion ; il stimule l'estoaac, mais il échauffe beaucoup, si l'on en mange trop, t fait naître des désirs qui seraient dangereux chez des ersonnes faibles et délicates.

La chair de la grenouille est tendre, délicate et l'une facile digestion ; c'est un aliment rafraîchissant et eu nourrissant, qui convient aux estomacs échauffés, aibles et délicats.

La tortue a la chair ferme, délicate, rafraîchissante, peu nourrissante, et d'une digestion pénible pour les estomacs faibles. Le bouillon de tortue rafraîchit, restaure les estomacs irrités et les convalescents.

L'huître, lorsqu'elle est fraîche, de moyenne grosseur et d'un blond rosé, est un aliment des plus sains et qui, sous un petit volume, donne beaucoup de nourriture sans fatiguer l'estomac ; elle excite l'appétit, se digère facilement, restaure promptement et convient aux convalescents, aux estomacs fatigués et aux vieillards, aussi bien qu'aux hommes forts et robustes ; l'eau salée qui se trouve dans la coquille est son assaisonnement naturel, à laquelle l'animal a fait subir des modifications qui la rendent agréable, tonique, et qui en accélèrent la digestion. L'huître verte est plus tendre et d'une saveur plus délicate, plus poivrée, plus agréable ; mais il faut prendre garde que la couleur verte n'ait été donnée artificiellement par du vert-de-gris ou autres substances nuisibles. L'eau-de-vie ou le lait, pris pour accélérer la digestion des huîtres, les durcit dans l'estomac et en rend la digestion très-pénible; les vins blancs, plus acides que spiritueux, sont ceux qui conviennent le mieux pour en faciliter la digestion. Les huîtres, de mai en septembre, sont molles, fades et difficiles à digérer.

La moule, dont les qualités diffèrent peu de celles de l'huître, devrait se manger crue lorsqu'elle est bien formée ; c'est un aliment agréable, tonique, excitant, nourrissant et d'une facile digestion ; mais la cuisson en fait un aliment moins agréable et indigeste.

CHAPITRE XVI

LÉGUMES ET PLANTES POTAGÈRES

La nourriture végétale est plus douce, plus rafraîchissante que la nourriture animale, et celle qui nourrit le plus complétement, qui s'unit le plus aisément à nos organes, et qui laisse le moins de résidu de digestion. Les végétaux qui fournissent le plus de substances alimentaires sont : les haricots, lentilles, pois, fèves, pommes de terre, topinambour, betterave, artichaut, asperges, salsifis, scorsonère, carottes, choux, navets, citrouille, pastèque, concombre, aubergine, tomate, épinards, céleri, endive, laitue, cresson, raves et radis.

Les haricots contiennent une fécule unie à un principe sucré qui en fait un aliment nourrissant, mais d'une digestion souvent pénible si on en mange un peu trop, et qui cause des aigreurs et des gaz. Les haricots de couleur ne présentent pas les inconvénients des haricots blancs, mais ils sont plus échauffants. Cet aliment ne convient qu'aux personnes en bonne santé. Les haricots frais sont, en général, doux, savoureux et d'une digestion facile.

Les lentilles sont échauffantes, nourrissantes et d'une facile digestion ; en purée, c'est un aliment doux, très-nourrissant, moins échauffant, et qui convient aux personnes délicates et aux convalescents.

Les pois contiennent beaucoup de fécule unie à un principe sucré qui en fait un aliment léger, doux, nourrissant et facile à digérer. Les pois frais sont plus doux, plus sucrés et d'une digestion plus pénible. En général, les pois secs ou frais ne conviennent qu'à des personnes en bonne santé.

Les fèves légumineuses sont légères, rafraîchissantes, nourrissantes, et d'une facile digestion ; en purée, elles conviennent aux estomacs faibles, irrités et aux convalescents. Les jeunes fèves sont douces, plus savoureuses, et conviennent aux personnes en bonne santé.

La pomme de terre est l'aliment le plus utile et le plus sain après le blé ; elle contient le quart de son poids de fécule ; elle est, par conséquent, très-nourrissante, facile à digérer, et ne présente d'inconvénients que pour un petit nombre de personnes seulement, par l'effet d'une répugnance, d'une disposition particulière, ou parce qu'elle serait de mauvaise qualité. En la faisant cuire avec des assaisonnements sains, on peut s'en nourrir avec une entière confiance ; elle forme alors un aliment doux, léger, nourrissant, facile à digérer, et préférable sous tous les rapports à beaucoup de légumes. La patate, qui a quelque analogie avec la pomme de terre, est un aliment délicat, très-savoureux et nourrissant. Le topinambour ressemble un peu à la pomme de terre par la forme, mais il ne contient, comme cette dernière, ni sucre, ni fécule, et par conséquent est moins nourrissant.

La betterave est aqueuse, sucrée et rafraîchissante ; elle convient, étant bien assaisonnée, aux estomacs échauffés et paresseux ; si on en mange trop, elle est indigeste.

L'artichaut est excitant, savoureux, nourrissant étant bien assaisonné, et d'une digestion facile, d'autant plus que le mucilage qu'il contient est uni à un principe tonique, astringent. Cet aliment convient aux personnes dont l'estomac est paresseux et qui manquent d'appétit. Quelques personnes le trouvent échauffant et prétendent que leur sommeil en est agité ; ce serait une action particulière, car, en général, il ne produit pas ces effets.

Les asperges sont toniques, douces, excitantes, rafraîchissantes et faciles à digérer. C'est un aliment agréable étant bien assaisonné, donc l'action excitante, diurétique, porte sur les reins, et qui peut produire de l'irritation dans les voies urinaires chez les personnes malades de ces organes.

Le salsifis est doux, léger, un peu nourrissant et facile à digérer. C'est un aliment agréable au goût s'il est bien assaisonné, et qui convient aux estomacs paresseux et échauffés. Si on le mélange avec d'autres assaisonnements dans le pot-au-feu, il rend le bouillon très-flatueux.

La scorsonère, ou salsifis noir, est douce, rafraîchissante, nourrissante et facile à digérer étant bien assaisonnée. Cet aliment convient, en général, aux personnes en bonne santé.

La carotte cultivée est douce, sucrée, aromatique, rafraîchissante et facile à digérer, étant bien assaisonnée ; elle ne convient qu'aux personnes en bonne santé, car on rencontre des morceaux entiers de cette racine qui n'ont pu être attaqués par les organes digestifs chez les convalescents. La carotte sauvage, qui croît dans les lieux champêtres, sablonneux et vignobles, est d'un grand secours pour préparer un bouillon tonique, rafraîchissant et stimulant les fonctions de l'estomac et du foie ; ce bouillon convient, en général, aux estomacs irrités, échauffés, paresseux, et aux convalescents.

Les choux, en général, n'ont pas toutes les qualités merveilleuses qu'on leur attribue, ni les propriétés malfaisantes dont les accusent les personnes qui ne peuvent les digérer ; ils contiennent une matière âcre, mais non piquante et volatile : lorsqu'ils sont bien cuits, ils forment un aliment doux nourrissant, et qui se digère, en général, assez bien ; mais, si on les fait cuire avec une viande grasse, ils deviennent indigestes. Dans tous les cas, il faut préférer les parties blanches et les parties tendres des choux : les parties vertes et les grosses côtes sont indigestes. Dans la préparation de la choucroûte, le sel et l'acide qui se sont développés par la fermentation ont remplacé le principe âcre et sulfureux des choux ; il en résulte un aliment plus sain, plus nourrissant et plus facile à digérer que ces derniers, quoique quelques personnes le supportent difficilement. Le choux de Bruxelles est très-recherché par ses qualités délicates et savoureuses. C'est un aliment agréable, excitant, nourrissant et d'une digestion assez facile ; il convient, en général, aux personnes en bonne santé.

Le navet commun, lorsqu'il est jeune et débarrassé de son écorce, dans laquelle se trouve un principe âcre, devient un aliment doux, rafraîchissant, qui passe assez bien dans l'estomac, mais qui, dans les intestins, laisse dégager beaucoup de gaz, souvent d'une odeur de soufre. Il est, pour cette cause, incommode à un grand nombre de personnes. Les navets de Narbonne, et autres semblables, sont doux, sucrés, excitants, savoureux, nourrissants et faciles à digérer. Ils forment un aliment agréable, qui convient aux estomacs délicats et fatigués.

La citrouille, ou espèce de courge, est un fruit potager, aqueux, un peu sucré, rafraîchissant et facile à digérer, qui sert à préparer des aliments doux et rafraîchissants, dont les personnes échauffées peuvent faire usage. La pastèque possède les mêmes qualités et effets de la citrouille.

Le concombre est un aliment aqueux, doux, rafraîchissant, d'une saveur peu agréable, peu nourrissant, et qui a besoin d'être fortement assaisonné pour le rendre digestible. Cet aliment ne convient qu'aux personnes échauffées.

L'aubergine est un aliment aqueux, excitant, savoureux, peu nourrissant et indigeste; pour le rendre digestible, il doit être assaisonné avec l'huile d'olive, l'ail, le persil ou l'oseille. Cet aliment ne convient qu'aux personnes en bonne santé.

La tomate est tonique, excitante et rafraîchissante; c'est un aliment qui, mêlé à d'autres substances, les rend agréables au goût, excitantes, rafraîchissantes et d'une facile digestion.

Les épinards sont rafraîchissants, excitants, laxatifs et faciles à digérer ; ils conviennent aux personnes échauffées et constipées.

Le céleri renferme avec son mucilage un principe aromatique d'une saveur prononcée. Le céleri cru est excitant, échauffant et indigeste; la cuisson ne détruit qu'une partie de ses qualités excitantes, mais il devient plus difficile à digérer. Il n'y a que les personnes robustes et qui ont besoin d'aliments échauffants qui peuvent en manger sans inconvénients; dans tout autre cas, il faut en user avec modération.

L'endive, ou chicorée des jardins, est rafraîchissante, excitante et d'une digestion assez facile ; elle se mange en salade et convient aux estomacs échauffés et paresseux.

La laitue, dont il existe trois espèces principales : la laitue non pommée ou de printemps, la laitue romaine ou d'été, la laitue pommée ou d'hiver, est en général douce, rafraîchissante, calmante, et peut être mangée crue ou cuite, étant mêlée à d'autres aliments. La laitue convient aux personnes irritées, échauffées, et ne peut, dans aucun cas, être nuisible.

Le cresson est excitant, échauffant et facile à digérer; il convient, étant mêlé à d'autres aliments, cuit ou cru, aux personnes en bonne santé. Le cresson est loin d'être rafraîchissant, comme le croient quelques personnes. Il contient du soufre, et sa saveur un peu piquante annonce sa propriété excitante ; il se digère assez bien, mais échauffe si l'on en mange trop à la fois.

Les salades, en général, ont les qualités des herbes avec lesquelles on les fait. Il faut cependant remarquer qu'étant mangées crues elles ne sont pas aussi faciles à digérer. Du reste on peut les ranger en trois divisions : les unes sont douces et rafraîchissantes, comme celles de laitue, de romaine, de mâche, de scarole et de raiponce; d'autres sont un peu amères et moins rafraîchissantes, telles que les différentes chicorées et le pissenlit; enfin il en est d'échauffantes, par exemple celle de cresson, de céleri. On peut faire la même distinction entre les assaisonnements qu'on y ajoute. Le pourpier et les fleurs qui ne servent qu'à les parer, comme les mauves, la pervenche, la bourrache, sont seulement douces et ne changent rien à leurs qualités; il en est à peu près de même de l'huile ; mais le cerfeuil, l'estragon, la capucine, la pimprenelle, la ciboule, sont des excitants, ainsi que le sel. Quant au vinaigre, en même temps qu'il excite la digestion, il rafraîchit ; mais le poivre, les épices et surtout la moutarde que l'on ajoute au céleri sont très-échauffants et irritants.

Le nombre des végétaux que l'on mange crus est

très-restreint ; après les fruits, ce sont principalement les salades, les radis et les raves. La digestion en est toujours plus difficile que celle des végétaux cuits ; il faut en laisser l'usage aux personnes en bonne santé, et, dans tous les cas, il est prudent de n'en manger qu'en petite quantité et en les mêlant avec d'autres aliments plus salubres et plus nourrissants.

Les radis sont excitants, rafraîchissants, indigestes, et peu nourrissants. Il est peu de personnes auxquelles ils ne causent des rapports soufrés, surtout s'ils sont piquants. Les plus jeunes, tendres, remplis d'eau et très-doux, sont plus faciles à digérer. Les raves se rapprochent davantage de ces dernières qualités. Les radis noirs ont, au contraire, toutes les propriétés excitantes des radis piquants ; ils échauffent et ne doivent être pris qu'en petite quantité, ainsi que le raifort.

La cuisson des végétaux dans l'eau en rend la digestion plus facile, plus prompte ; l'eau leur enlève souvent des principes âcres, excitants, et les adoucit : il en est d'autres qui n'ont pas besoin d'être cuits dans l'eau. Il suffit d'ajouter une petite quantité d'eau, de lait, de bouillon, de vin, qu'ils absorbent, et de les sauter, suivant l'expression de cuisine, dans le beurre, la graisse ou l'huile, avec des assaisonnements convenables pour les mettre en état d'être attaqués par les organes digestifs. Mais, s'ils sont préparés au gras, ils ont toutes les qualités échauffantes des viandes à un moindre degré ; au maigre, ils conservent presque toutes leurs qualités ; ils ne deviennent échauffants qu'autant qu'une trop forte cuisson aurait donné de l'âcreté au beurre ou à l'huile, ou que l'on y aurait ajouté des aromates en quantité trop forte. Les légumes cuits à moitié sont durs, coriaces et d'une pénible digestion, d'autant plus que les assaisonnements gras dont ils sont enduits en empêchent la dissolution dans l'estomac.

CHAPITRE XVII

ASSAISONNEMENTS EN GÉNÉRAL

La nature nous donne l'exemple des assaisonnements en associant dans le même corps, à la même substance, divers principes. Ainsi, à la fibrine de la viande, se trouvent accolées l'albumine et une matière graisseuse. Le sucre est combiné à l'amidon. Dans les fécules et dans les fruits, le principe sucré modifie le principe acide. Les assaisonnements, à l'exception du sel, se tirent tous du règne végétal ; on les emploie dans le but de relever certains aliments fades, insipides, et de les rendre plus digestibles en stimulant les forces dissolvantes de l'estomac. Les assaisonnements doivent être appropriés au goût, à l'âge, aux tempéraments et aux saisons; le goût, l'odorat et l'instinct de l'estomac doivent être consultés, car telle personne qui digère parfaitement un aliment assaisonné de telle manière, aura de la peine à digérer le même aliment s'il est assaisonné de telle autre manière.

La jeunesse, qui possède une grande énergie digestive, les tempéraments sanguins, bilieux, nerveux, doivent être sobres d'assaisonnements stimulants et les choisir parmi les plus légers. Le vieillard et les tempéraments lymphatiques, au contraire, ont besoin d'assaisonnements plus actifs, afin de stimuler leurs organes paresseux.

Il est très-important, dans la saison des chaleurs, d'augmenter la quantité de végétaux alimentaires et de les préparer avec des assaisonnements acides pour les rendre plus rafaîchissants. Il vaut mieux être sobres d'assaisonnements et même s'en passer, que d'en faire abus, car l'abus des stimulants irrite, enflamme la membrane muqueuse des voies digestives, et finit par l'user et la rendre insensible.

Les épices, tels que: poivre, piment, girofle, canelle, muscade, gingembre, etc., originaires des pays chauds, où les ardeurs du climat affaiblissent les forces vitales, excitent violemment les papilles de la langue, les glandes salivaires et la muqueuse gastro-intestinale.

Cette excitation a pour résultat une abondante sécrétion de salive et de sucs gastriques très-propres à la dissolution du bol alimentaire. On doit être très-sobre de ces condiments et n'en faire usage que pour certains aliments fades ou de digestion difficile. Leur emploi fréquent peut donner lieu à des irritations de l'estomac et à la langue, user la sensibilité, plonger les organes digestifs dans une atonie d'où l'on ne peut les tirer qu'en doublant la dose de ces stimulants énergiques. Pour nos climats tempérés, le thym, le serpolet, la sarriette, la sauge, la pimprenelle, le céleri, le laurier, le persil, le cerfeuil, l'estragon, la moutarde, l'ail, l'échalotte, l'oignon, la rocambole, la ciboule, le poireau, etc., sont plus que suffisants pour déterminer une stimulation favorable à la digestion.

Les assaisonnements ont été distingués en quatre genres : les *toniques nutritifs*, les *excitants*, les *aromatiques* et les *échauffants*.

CHAPITRE XVIII

ASSAISONNEMENTS TONIQUES NUTRITIFS

Les assaisonnements toniques nutritifs sont : la *graisse*, le *beurre*, l'*huile* et le *sucre*.

La graisse est la partie de la chair des animaux la moins importante comme aliment; elle présente des caractères particuliers dans chaque espèce. Seule, elle devient un très-mauvais aliment qui se digère difficilement, cause des rapports brûlants et des douleurs d'estomac. La graisse en petite quantité, mêlée comme assaisonnement à d'autres substances alimentaires, est nourrissante et se digère assez bien : prise en trop grande quantité elle devient indigeste. La graisse échauffée ou rance est toujours nuisible.

Le beurre frais et demi-salé donne du corps aux aliments secs, peu nourrissants, et les maintient dans l'estomac assez lontemps pour qu'ils puissent s'y dissoudre. Enfin il modifie la fermentation acidulée qui a lieu dans l'estomac et se convertit en un chyle excellent. Le beurre non salé est plus doux et plus rafraîchissant ; le beurre rance est nuisible et malfaisant, parce qu'il contient un acide particulier qui en forme une substance âcre et désagréable, capable de produire des accidents. L'expérience a démontré que les bonnes qualités du beurre dépendent de la nourriture des bestiaux et de la manière dont il est préparé.

La meilleure huile et la plus commune est sans contredit celle de l'olive, lorsqu'elle n'est pas trop vieille. L'huile d'olive est nourrissante et d'une digestion facile, étant mêlée à petites doses à d'autres aliments comme assaisonnement; mais en trop grande quantité, elle relâche fortement les organes, énerve leur action, les affaiblit, au point de devenir un fardeau pour l'estomac, les intestins, et produit l'effet d'un purgatif très-échauffant.

L'olive ayant perdu son âpreté par des infusions et le séjour dans la saumure, peut servir d'assaisonnement mêlée à d'autres aliments, qu'elle rend plus savoureux. L'olive, contenant beaucoup d'huile et point de fécule, nourrit peu, se digère difficilement, échauffe beaucoup si on la mange crue.

Le sucre est, sans contredit, l'assaisonnement le plus doux, le plus agréable, le plus généralement utile et celui qui offre le moins d'inconvénients. A petite dose, le sucre facilite la digestion : aussi est-il généralement connu que l'eau sucrée est un des meilleurs moyens pour débarrasser l'estomac des aliments qui le fatiguent. D'où vient donc que le sucre passe pour échauffer ? C'est qu'il peut produire cet effet quand on en use avec un grand excès, qu'on l'a altéré par une forte cuisson, qu'il est brûlé en caramel, ou, enfin, qu'il est uni à des matières excitantes, odorantes, très-savoureuses, comme les divers bonbons, qu'on ne doit prendre qu'en petite quantité. Mais, lorsqu'il est isolé, c'est une substance très-nourrissante, qui forme un aliment d'autant plus doux et salubre que la digestion en est facile et que son union avec les organes n'est accompagnée d'aucune impression irritante. On ne peut douter de sa propriété nutritive en remarquant que les nègres qui s'en nourrissent dans leurs sucreries sont plus gras et plus replets que les autres. Il peut être conseillé sans danger lorsqu'on a besoin de réparer les forces et l'embonpoint; car il se digère promptement, complétement, sans fatiguer les organes, et produit peu d'excréments.

:HAPITRE XIX

ASSAISINNEMENTS EXCITANTS

Les assaisonneme ts excitants sont : le *sel*, *l'ail*, l'*oignon*, le *persil*, l'*oeille*, le *citron*, la *ciboule*, l'*écha-lotte*, le *poireau*, l'*estagon*, la *moutarde*, le *vinaigre* et le *cornichon*.

Le sel, à petite doe, est le condiment obligé de presque tous les mets de toutes les sauces; il excite les glandes salivaireset favorise la dissolution de toutes les substances imentaires. Les aliments trop salés produisent la soit une chaleur dans la bouche et la gorge qui résultele l'irritation de ces parties, laquelle se propage, on n'en peut douter, sur tout le trajet que parcourent ce aliments. L'excès du sel est donc aussi nuisible que l'usage modéré peut en être avantageux; voilà pourqi ce qu'on appelle les salaisons sont en général desliments assez insalubres.

L'ail est un excitant éngique, mais à l'état de crudité seulement, car la cuon, et surtout la décoction dans un liquide, lui ôterla plus grande partie de sa force. Il doit toute son énergie à un principe âcre et volatil, que le feu détruit. Voilà pourquoi l'ail n'est un assaisonnement vraiment actif qu'à l'état de crudité. En relevant le goût des aliments, il en rend la digestion plus facile, plus prompte, et convient aux aliments grossiers.

Loignon cru est un aliment des plus stimulants, qui excite l'appétit et les fonctions digestives, mais qui irrite et enflamme les estomacs délicats ou quelque peu irtités. On ne doit user de l'oignon que cuit, et seulement comme assaisonnement. Le mucilage de l'oignon est uni à un principe piquant et volatil, qui ne se détruit qu'en partie par la cuisson ; en sorte que, même cuite, cette substance conserve une qualité assez excitante pour échauffer les estomacs irritables, si l'on en mange beaucoup.

Le persil est excitant, relève le goût des aliments, et facilite la digestion en stimulant les organes digestifs. Cru ou cuit, on doit en user avec modération.

L'oseille est excitante, tonique, rafraîchissante et facilite la digestion des aliments. Elle forme un aliment aussi sain qu'agréable, qui peut être mangé en tout temps sans inconvénients après en avoir diminué l'acidité en la mêlant aux viandes blanches, dont elle facilite la digestion.

Le citron est un excellent assaisonnement pour beaucoup d'aliments, dont il facilite la digestion en les rendant plus excitants et plus rafraîchissants. Cet assaisonnement convient surtout aux viandes blanches.

La ciboule, sorte de petit oignon, est un assaisonnement qui excite l'appétit, stimule les fonctions digestives, en relevant la saveur des aliments, mais échauffe si l'on en use en trop grande quantité.

L'échalotte, sorte de petit ail, relève le goût des aliments et en rend la digestion plus facile et plus prompte.

Le poireau est une sorte d'oignon doux, rafraîchissant, et dont on use peu isolément ; son usage est de servir d'assaisonnement au pot-au-feu et dans les potages ; si l'on faisait un plus grand usage de cet assaisonnement, beaucoup de personnes en éprouveraient un grand bien, car il enrichit les sucs nutritifs et atténue les ardeurs du sang.

L'estragon est tonique, rafraîchissant, et excite les fonctions de l'estomac.

La moutarde est d'un usage très-fréquent ; mêlée aux aliments qui manquent de saveur ou qui n'excitent pas assez l'action de l'estomac, elle en facilite la digestion tout en en relevant le goût. On doit en user à petite dose, car on sait que, en l'appliquant en cataplasme, qu'on appelle sinapisme, on détermine des ampoules ; on peut juger par là de l'irritation excessive qu'elle produirait sur l'estomac étant prise en trop grande quantité.

Le vinaigre de vin, lorsqu'il est de bonne qualité, relève le goût des viandes blanches, fades par elles-mêmes et en facilite la digestion ; mais il ne faut jamais abuser de cet assaisonnement, car il affaiblit promptement les forces de l'estomac, altère les fonctions digestives et cause la dyspepsie, ou difficulté de digérer. Le vinaigre attendrit les viandes que l'on y fait mariner sans aucun danger, parce qu'elles ne l'absorbent point ; mais il n'en est pas de même des fruits et des légumes que l'on y fait confire, car ils en sont fortement pénétrés, tels que les cornichons, les câpres, etc., dont l'action excitante est nuisible à l'estomac si l'on en use beaucoup.

CHAPITRE XX

ASSAISONNEMENTS AROMATIQUES

Les assaisonnements aromatiques sont : la *cannelle*, les *clous de girofle*, la *muscade*, *le gingembre*, la *coriandre*, le *laurier*, le *thym*, la *truffe* et les *champignons*.

La cannelle est aromatique, tonique, stimulante et échauffante ; mais, mêlée aux aliments qui manquent de saveur ou qui n'excitent pas assez l'action de l'estomac, elle devient un digestif utile, dont il faut user à petite dose.

Le clou de girofle est excitant, tonique et peut être employé comme assaisonnement dans un grand nombre d'aliments ; il n'est échauffant que lorsqu'on en abuse à trop fortes doses.

La muscade est aromatique, stimulante, donne aux aliments un goût savoureux, excitant, et qui en facilite la digestion ; on doit en user à petite dose.

Le gingembre est aromatique, tonique, excitant, mais très-échauffant ; sa saveur, très-piquante, irrite l'estomac ; on ne doit en user qu'en petite quantité.

La coriandre est aromatique et excitante : mêlée à divers aliments, elle les rend plus savoureux et en facilite la digestion. La coriandre échauffe peu et irrite rarement.

Les feuilles de laurier sont aromatiques et stimulantes ; mêlées à divers aliments, elles en rendent la saveur agréable et la digestion plus facile. Cet assaisonnement n'est échauffant que lorsqu'on en use trop fréquemment ou en trop grande quantité.

Le thym est aromatique et peu échauffant ; rend les aliments agréables au goût, sans irriter, et facilite la digestion.

La truffe n'a d'autres qualités, étant mêlée à d'autres aliments, que de les parfumer et de les rendre plus agréables au goût ; si on la mange seule ou un peu trop avec d'autres aliments, elle est indigeste et doit être repoussée par les personnes faibles et délicates.

Les champignons ont des qualités analogues à celles des viandes noires, et renferment, comme ces dernières, une certaine quantité d'azote qui contribue à leur putréfaction ; ils sont, en général, lourds et indigestes, même lorsqu'ils sont bien choisis et venus sur couche. Les champignons fournissent très-peu de matière vraiment nourrissante, et la digestion en est lente ; il faut éviter d'en manger beaucoup à la fois, et le mieux est de les employer comme assaisonnement, en les mêlant, après les avoir fait sécher, à d'autres aliments dont ils relèvent la saveur et facilitent la digestion.

CHAPITRE XXI

ASSAISONNEMENTS ÉCHAUFFANTS

Les assaisonnements échauffants sont : le *poivre,* le *piment,* la *capucine*, le *cerfeuil*, l'*anis* et les *anchois*.

Le poivre n'est pas rafraîchissant, comme le supposent quelques personnes : sa saveur très-piquante, la chaleur qu'il détermine dans la bouche et la gorge, la soif qui en résulte, dénotent assez sa propriété échauffante ; or il convient, dans tous les cas, d'en user à très-petites doses.

Le piment, dont les qualités échauffantes et excitantes ne diffèrent guère de celles du poivre, ne doit servir en petite quantité que pour assaisonner les aliments grossiers et froids.

La capucine échauffe et excite les fonctions digestives ; on ne doit en user qu'à petites doses.

Le cerfeuil est excitant et échauffant ; on doit en user avec modération, mêlé à des aliments froids et difficiles à digérer.

L'anis est excitant et échauffant, chasse les gaz des

voies digestives ; il convient, à petite dose, aux aliments dont la digestion se fait lentement.

Les anchois sont nourrissants, mais échauffants, et ne doivent être mangés qu'avec d'autres aliments plus doux et plus frais, surtout avec des végétaux, de manière qu'ils ne fassent partie d'un repas que comme assaisonnement.

L'expérience et l'observation prouvent, de la manière la plus évidente, que les personnes qui se nourrissent d'aliments simplement préparés se portent mieux et vivent plus longtemps que les personnes qui ont une cuisine raffinée.

CHAPITRE XXII

PATES ALIMENTAIRES

De tous les végétaux, le froment est celui dont les qualités se rapprochent le plus des matières animales; aussi forme-t-il le plus parfait des aliments ; la propriété excitante que possède son gluten, agissant sur les organes, en rend la digestion très-prompte. Le pain de froment est le plus nourrissant, le plus léger, celui qui se digère le plus aisément et qui contient le plus de gluten. L'expérience a appris que le pain qui fermentait le plus était aussi le plus blanc ; or la cause de la fermentation du pain consiste dans l'action de la levûre que l'on ajoute à la pâte. Il est évident, dès lors, que la farine qui contiendra le plus de gluten formera un pain dont la fermentation sera plus facile, plus parfaite, et c'est par conséquent celle de froment qui formera le meilleur pain, car elle contient 65 parties d'amidon, 7 de sucre, 7 d'une matière gommeuse, 12 de gluten, 6 d'eau et 3 de divers sels.

L'expérience a prouvé que, plus le pain était cuit, plus il était facile à digérer, mais qu'il était moins nourrissant que le pain moins cuit. Le pain frais est meilleur que le pain rassis ; cependant on doit se garder de manger le pain chaud sortant du four, car il est très-indigeste. La mie de pain contient une partie féculente et visqueuse qui permet de former des panades, ce que ne ferait pas la croûte, dans laquelle cette partie se trouve détruite par une cuisson plus complète au four. Aussi la soupe faite uniquement de croûte est-elle plus légère, moins nourrissante, plus savoureuse, et généralement plaît davantage ; enfin, elle est moins épaisse et plus facile à digérer.

Dans la farine de froment, la quantité de gluten est assez considérable pour que l'on puisse y ajouter une farine qui n'en contient pas, sans lui faire perdre la propriété de fermenter et de faire un pain levé : mais ce mélange diminue toujours plus ou moins la qualité du pain. Le seigle ne contient presque pas de gluten ; ce principe s'y trouve remplacé par un mucilage visqueux, qui permet de former une pâte assez liée pour s'étendre sans se rompre, et qui contribue à la faire lever. Le pain fait avec un mélange de seigle et de froment est un aliment qui convient aux personnes robustes qui se livrent à des exercices pénibles ; mais il ne peut être aussi facilement digéré par les estomacs délicats, qui ne s'exercent que sur le pain léger et bien fermenté de nos cités. Les falsifications du pain, qu'une coupable cupidité opère dans les grandes villes, et dont la répression ne saurait être trop sévère, se font avec de l'alun, pour le rendre plus blanc, avec le carbonate de magnésie, pour masquer l'odeur des mauvaises farines, avec le carbonate de potasse, les sulfates de zinc et de cuivre, pour économiser la levûre; avec les sulfates et carbonates de chaux, le carbonate de plomb et le sous-nitrate de bismuth, pour le rendre plus lourd; enfin avec des mélanges de farines, de fécules, de lentilles, de haricots, de pois, de pommes de terre, etc.

La semoule est une pâte légère formée avec la farine de blé. C'est un aliment léger et plus facile à digérer que le pain dans les potages; elle convient aux estomacs délicats et aux convalescents.

Le vermicelle est plus nourrissant que la semoule; il est d'une facile digestion et convient aux estomacs faibles, délicats, aux convalescents et aux personnes en bonne santé.

Le macaroni est plus nourrissant et plus indigeste que le vermicelle, même dans les potages bien assaisonnés. Le macaroni, auquel on ajoute du fromage, du beurre et autres corps gras, est indigeste si on en mange un peu trop.

L'avoine dépouillée de son écorce et concassée très-menu sert à préparer des bouillies, dites de gruau, qui sont très-nourrissantes et très-rafraîchissantes, soit au gras, soit au maigre. C'est un aliment qui convient aux personnes débiles, faibles, et aux convalescents.

Le millas est une sorte de bouillie préparée avec la farine du maïs et de l'eau; dans certains cas, avec du lait, de la graisse, du beurre et quelques aromates. C'est un aliment rafraîchissant, doux, nourrissant et d'une facile digestion. L'embonpoint de ceux qui vivent de cet aliment atteste la salubrité de cette nourriture.

La bouillie préparée avec la farine d'orge mondé ou perlé est un aliment doux, nourrissant, rafraîchissant et d'une facile digestion. Cette bouillie convient aux personnes échauffées, débiles et aux convalescents.

Les pâtisseries, en général, se préparent avec la farine de froment; mais, au lieu de levain, on y ajoute du beurre, du lait, des œufs, du sucre, des aromates, des amandes et d'autres subtances tout aussi indigestes; en sorte que ces pâtes ne lèvent pas comme dans le pain, a moins qu'on ne se serve, pour les faire lever, de carbonate de potasse, de sulfate de zinc ou de cuivre, qui les rendent encore plus nuisibles à l'estomac. Les pâtes feuilletées sont moins lourdes, si on en mange peu à la fois. Les pâtisseries, en général, ne conviennent qu'à des personnes dont l'estomac fonctionne bien.

La brioche est nourrissante, mais indigeste, à moins que la pâte ne soit bien levée. On ne doit en faire usage qu'avec des liquides stimulants, excitants et aromatisés. La pâte des biscuits est légère, nourrissante et d'une facile digestion, parce que la fécule s'y trouve en petite quantité, ainsi que le sucre et le blanc d'œuf. Les biscuits sont, pour les estomacs faibles, délicats, et pour les convalescents, une alimentation agréable, nutritive et très-digestible.

CHAPITRE XXIII

FÉCULES ALIMENTAIRES

Les fécules, en général, sont des substances alimentaires extraites des divers végétaux, dont lés principes nutritifs s'unissent le plus aisément à nos organes et qui laissent le moins de résidu à la digestion.

Le riz contient une fécule pure en grande quantité et sert presque tout entier à nourrir ; il forme une nourriture douce, rafraîchissante et produit peu d'excréments ; mais il ne peut exciter l'action des organes digestifs qu'au moyen des assaisonnements qu'on y ajoute, etqui souvent sont nécessaires pour le faire passer quand il y a débilité des premières voies. La meilleure préparation du riz consiste à le faire cuire dans un liquide jusqu'à ce qu'il soit gonflé autant que possible ; à cet état , on dit qu'il est crevé, et l'on peut être sûr qu'il n'augmentera pas de volume dans l'estomac, qu'il présentera sa fécule sous la forme la plus favorable à l'action des organes digestifs , et sera à la fois un aliment léger et nourrissant. Aucune des autres manières de le faire cuire n'offre cet avantage.

Le sagou est une fécule extraite du palmier, qui se gonfle beaucoup et donne une gelée inodore et insipide; il forme, au gras ou au maigre, une nourriture légère et restaurante, qui convient aux personnes faibles, délicates et aux convalescents.

Le salep est une fécule extraite de certains orchis de Perse, qui se gonfle beaucoup par la cuisson dans un liquide dont elle absorbe soixante fois son poids. Le salep offre les mêmes avantages que le sagou comme aliment, mais il a une odeur désagréable qu'il est difficile de lui ôter. Dans tous les cas, il faut préférer celui de Perse à celui que l'on prépare avec nos orchis d'Europe. En général, le salep se vend si rarement exempt de mélange qu'il vaut mieux lui préférer une de nos fécules pures indigènes.

Le tapioca est une fécule extraite des racines de manioc dont se nourrissent les nègres, et qui sert à former un aliment léger, tonique, nutritif et facile à digérer; il convient aux estomacs faibles, délicats, et aux convalescents. Le faux tapioca est fabriqué avec des grains cuits de fécule de pomme de terre réduite en poudre; on doit préférer au faux tapioca la fécule de riz ou de pomme terre, afin d'être plus sûr de la substance dont on use, et de ne point risquer une mauvaise imitation.

La fécule de cacaoyer ou de cacao est stomachique, savoureuse, nourrissante, d'une facile digestion, et sert, avec le sucre de canne et quelques aromates, à préparer une pâte connue sous le nom de chocolat. L'expérience et le temps ont démontré que le chocolat bien préparé et de bonne qualité est un salutaire aliment, propre à réparer les forces languissantes, à conserver la santé, à prolonger la vie chez les vieillards, et qui convient aux personnes d'une complexion maigre et sèche, à celles qui sont obligées, par état, de soutenir une longue application d'esprit ou de parler longtemps, aux tempéraments faibles et aux convalescents. Cet aliment est aussi favorable aux personnes qui craignent l'usage du vin et des liqueurs spiritueuses, et qui ont besoin de fortifiants. Dans les grandes chaleurs, il n'est pas de meilleur moyen pour redonner du ton aux organes. Il augmente la sécrétion du lait des nourrices et donne de l'embonpoint aux enfants. Les personnes qui font un usage habituel du chocolat sont celles qui jouissent d'une santé plus constamment égale et qui sont moins sujettes à une foule de petits maux ; leur embonpoint est aussi plus stationnaire. Le chocolat doit ces diverses propriétés à ce qu'il est peu de subtances qui contiennent, à volume égal, plus de particules alimentaires, ce qui fait qu'il s'animalise presque en entier.

Le chocolat se prépare à l'eau, au lait et à la crème; il est toujours stomachique, nourrissant et stimulant; mais, dans certains cas et pendant la digestion de cet aliment, on éprouve une sorte d'engourdissement léger dont le cerveau même se ressent, ce qui rend le travail d'esprit plus difficile qu'après le repas suivant. La décoction dans l'eau ou le lait de la coque de cacao assaisonnée convenablement de sucre est un aliment qui convient aux personnes qui ne peuvent digérer aisément le chocolat et aux convalescents.

CHAPITRE XXIV

LAITAGES ET FROMAGES

Le lait est, en général, la première nourriture de l'homme ; il contient beaucoup de principes nutritifs, et les estomacs sains le digèrent facilement. Il convient particulièrement aux constitutions nerveuses, sèches, et aux convalescents ; mais il est contraire aux constitutions faibles et aux tempéraments lymphatiques, surtout pris seul, parce que son usage prolongé engorge le système glanduleux. Les bons effets du lait naturel, c'est-à-dire non falsifié, comme aliment, sont : d'apaiser l'irritabilité nerveuse ; de fournir une alimentation légère donnant peu de travail aux organes digestifs ; de ne donner que peu de résidu excrémentiel, circonstance très-favorable aux intestins irrités ou enflammés ; de former un sang moins excitant ; de faire prédominer les sucs blancs et d'engraisser les personnes maigres.

Le lait de vache est composé d'eau, de caséum, de beurre et de sucre, dont les proportions varient en raison de la bonne ou mauvaise nourriture qu'on donne aux vaches. La composition du lait de chèvre et de brebis est à peu près la même que celle du lait de vache, hormis le beurre, qui se trouve moins abondant. Les différents mets que l'on prépare avec le lait de vache sont une excellente nourriture pour les personnes qui les digèrent bien. Quoique la composition du lait puisse varier en raison de l'état des animaux desquels on le tire, il est toujours sain et nutritif; mais les falsifications lui enlèvent en partie ses qualités alimentaires, le rendent dans certains cas nuisible à la santé. Parmi les diverses altérations que les laitiers se permettent, la plus usitée est l'addition d'une notable quantité d'eau et d'un peu de cassonnade; d'autres se servent d'une bouillie de farine de froment délayée, pour rendre au lait étendu d'eau la consistance qu'il doit avoir quand il est pur. Les laitiers plus habiles blanchissent de l'eau avec une émulsion d'amandes douces, à laquelle ils ajoutent un peu de cassonnade, ou même une émulsion de chènevis. Afin d'empêcher le lait altéré de tourner, certains débitants y ajoutent du carbonate de soude.

Le lait de chèvre est adoucissant, restaurant et nourrissant; il convient aux estomacs faibles, débiles, irrités, et aux convalescents. Le lait de brebis est plus nourrissant et plus rafraîchissant que le lait de chèvre, mais plus indigeste que ce dernier, et ne convient qu'aux personnes échauffées dont l'estomac fonctionne bien.

Le caillé ou lait coagulé de brebis forme une gelée blanche, tremblante, aigrelette, qui ne contient ni crème, ni beurre, qui rafraîchit beaucoup; lorsqu'on le fait égoutter, il est moins léger et plus compacte.

Si on le mange à l'état de fromage blanc, avec du sel ou du sucre, il se digère assez bien. Mais, si le caillé a été séparé promptement du lait par la présure, il est plus doux, moins acide et se digère plus difficilement. Cet aliment convient aux personnes échauffées et en bonne santé.

Le petit lait ou partie aqueuse qui se sépare du lait, lorsqu'il se caille, est une boisson douce, peu nourrissante, très-rafraîchissante et d'une facile digestion prise à petite dose ; elle est très-efficace pour détruire les irritations de l'estomac et dissiper les inflammations des intestins. Le petit lait qu'on retire en faisant le beurre est plus nourrissant.

La crème que l'on prépare avec du lait, du sucre, des œufs et des aromates est un aliment savoureux, excitant, d'une digestion lente et dont il convient d'user sobrement à la fin des repas. Les flans, en général, sont savoureux, nourrissants et d'une digestion difficile ; ilsne convien nent qu'aux personnes en bonne santé, dont l'estomac fonctionne bien.

Les fromages vieux, décomposés, puants, nauséabonds, putréfiés, infects, recherchés de quelques soi-disant gourmets à goût dépravé, sont très-mauvais à la santé ; non-seulement ils irritent la langue et le palais, mais ils peuvent occasionner des irritations d'estomac et des affections gastrites. Les fromages frais sont exempts de ces graves inconvénients, et, pour les estomacs qui les digèrent bien, ils sont un aliment agréable, nutritif, qui stimule les fonctions digestives sans les irriter.

CHAPITRE XXV

FRUITS EN GÉNÉRAL

Les fruits sont généralement composés de mucilage, de sucre, d'eau et d'un principe acide. Les fruits se mangent frais ou secs. Ils sont d'autant plus nourrissants qu'ils sont plus sucrés et qu'ils séjournent plus longtemps dans l'estomac. C'est pourquoi les fruits qui ont perdu leur acidité par la cuisson ou la dessiccation, et dont le principe sucré s'est au contraire développé, sont plus nourrissants que les fruits frais. Les fruits acerbes ou très-acides ne doivent se manger qu'après avoir été cuits, car ils produisent de graves désordres dans l'estomac et dans les fonctions digestives.

Les fruits se divisent en quatre classes distinctes, qui sont : les fruits à noyau, tels que : les *abricots*, les *pêches*, les *prunes*, les *cerises* et les *dattes ;* les fruits à pepins, tels que : les *poires*, les *pommes*, les *nèfles*, les *coings* et les *oranges ;* les fruits à graines, tels que : les *raisins*, les *figues*, les *groseilles*, les *cassis*, les *fraises*, les *framboises* et les *melons ;* les fruits à coque ou à amandes, tels que : les *amandes*, les *noisettes*, les *noix* et les *châtaignes*.

Les abricots sont doux, un peu nourrissants et d'une digestion facile ; mais, si la pulpe contient plus d'eau que de mucilage, ils sont indigestes et laxatifs. Les meilleurs abricots et les plus recherchés sont : l'abricot musqué et surtout l'abricot pêche. Ce fruit convient aux personnes dont l'estomac fonctionne bien.

Les pêches, en général, sont douces, savoureuses, rafraîchissantes, un peu nourrissantes et faciles à digérer lorsqu'elles sont mûres et de bonne qualité. On peut manger la pêche au sucre ou dans le vin. Ce fruit convient aux estomacs délicats et aux personnes en bonne santé.

Les prunes en parfaite maturité et de bonne qualité n'ont rien de malfaisant ; elles sont douces, savoureuses, rafraîchissantes, un peu nourrissantes et faciles à digérer. Les pruneanx, ou prunes sèches, sont très-nourrissants, mais indigestes ; cuits dans l'eau, ils sont adoucissants, agréables au goût et entretiennent la liberté du ventre.

Les cerises, en général, sont douces, rafraîchissantes, toniques, nourrissantes et faciles à digérer. Les guignes sont plus rafraîchissantes, plus acides que les autres espèces de cerise et conviennent aux personnes échauffées et constipées. Les cerises amères sont échauffantes et astringentes.

Les dattes sont douces, stomachiques, savoureuses, toniques, nourrissantes, mais indigestes et causent des rapports brûlants, qui sont toujours à redouter, si l'on en mange beaucoup. Ce fruit convient aux personnes dont l'estomac fonctionne bien.

Les poires sont très-variées dans leurs qualités en raison du plus ou de moins de mucilage, de sucre, d'acide et de fermeté qui se trouve dans leur pulpe. Les poires bien mûres et de bonne qualité sont douces, savoureuses, rafraîchissantes, un peu nourrissantes, de facile digestion et de beaucoup préférables, par leur parfum et leur saveur, à diverses qualités de pomme. Les poires cuites sont douces et légèrement laxatives, les acides sont très-indigestes. Les bonnes poires conviennent aux estomacs délicats et aux convalescents.

Les pommes ont des qualités très-variées et différentes par la forme, le volume et la saveur. La quantité de mucilage, de sucre, d'acide et la fermeté de leur pulpe les rendent plus ou moins douces, acides, rafraîchissantes, nourrissantes et faciles à digérer. Les meilleures pommes sont: les calvilles, les fenouillettes, les reinettes, l'api et le rambour; elles conviennent à tous les estomacs, et les enfants peuvent en manger beaucoup sans en être incommodés. Si on les fait cuire, elles sont très-douces, agréables au goût et conviennent aux estomacs délicats, faibles et aux convalescents. Les pommes très-acides ou amères ne sont bonnes que pour la fabrication du cidre.

Les nèfles, lorsqu'elles sont très-mûres ou blettes, sont rafraîchissantes, légèrement sucrées, d'une saveur aigrelette et faciles à digérer. Ce fruit convient aux estomacs débiles, échauffés, et aux personnes dont les intestins sont relâchés.

Les coings, en général, sont acerbes, astringents et aromatiques ; la cuisson et le sucre modifient les qualités qui le caractérisent. La confiture de coing est d'assez bon goût, stomachique, tonique et astringente; elle convient aux estomacs faibles, délicats et aux convalescents.

Les oranges, à leur parfaite maturité, sont douces, rafraîchissantes, légèrement sucrées, peu nourrissantes et d'une facile digestion, mais acerbes, désagréables au goût et indigestes, si elles ne sont pas assez mûres. Ce fruit convient aux personnes échauffées en bonne santé, et à quelques convalescents.

Les raisins, lorsqu'ils sont bien mûrs, sont plus ou moins doux, sucrés, savoureux, rafraîchissants, nourrissants et faciles à digérer ; ils conviennent, en général, à tous les estomacs.

Les figues, à leur complète maturité, sont mucilagineuses, sucrées, savoureuses, nourrissantes, et d'une digestion assez facile si l'on en mange peu à la fois; elles conviennent aux personnes échauffées et en bonne santé. Les figues sèches sont plus nourrissantes, mais indigestes, échauffantes, et causent des rapports brûlants si l'on en mange trop à la fois ; elles ne conviennent qu'aux personnes dont l'estomac fonctionne bien.

Les groseilles, en général, sont toniques, rafraîchissantes, acides, légèrement sucrées et très-pulpeuses ; elles servent à former, avec du sucre, d'excellentes gelées, qui sont légères, savoureuses, stomachiques, rafraîchissantes, un peu nourrissantes, faciles à digérer, et qui conviennent aux estomacs délicats, faibles, échauffés, et aux convalescents. Le cassis est une sorte de groseiller dont le fruit noir sert à préparer une liqueur agréable, très-stomachique et rafraîchissante, qui convient aux estomacs faibles, délicats, et aux convalescents.

Les fraises sont plus ou moins parfumées, délicates, savoureuses, rafraîchissantes, peu nourrissantes et indigestes. Les fraises ont besoin d'assaisonnement toniques et stimulants, afin d'en corriger la froideur et de les rendre plus digestibles. Les framboises ont à peu prés les mêmes qualités que les fraises, et ne peuvent convenir, ainsi que ces dernières, qu'aux personnes donc l'estomac fonctionne bien.

Les melons mûrs à point sont plus ou moins parfumés, aqueux, sucrés, savoureux, rafraîchissants et faciles à digérer ; ce fruit convient aux personnes échauffées et en bonne santé. Le melon n'est fiévreux que lorsqu'on en mange trop ; or, pour se préserver du danger, on doit en éviter l'excès.

Les amandes comestibles, sont mucilagineuses, douces, savoureuses, nourrissantes et faciles à digérer si l'on en mange peu à la fois ; elles conviennent aux personnes en bonne santé. Les amandes sèches sont très-indigestes si on les mange seules, car elles contiennent une quantité plus ou moins considérable de fécule et d'huile, qui en forme la base et les rend très-nourrissantes, mais très-indigestes si on ne les mêle pas en petite quantité à d'autres aliments. Il faut en user avec modération, car elles causeraient des ardeurs d'estomac et des douleurs violentes. Les nougats sont indigestes, si l'on en mange un peu trop, comme les amandes qui les composent, et dont les mauvaises qualités sont encore augmentées par une grande quantité de caramel. Les noisettes ne diffèrent guère des amandes et leurs qualités et effets sont à peu près les mêmes ; elles ne conviennent qu'aux personnes dont l'estomac fonctionne bien.

Les noix contiennent beaucoup d'huile, de fécule et un peu de mucilage ; elles sont excitantes, agréables au goût, nourrissantes, mais indigestes si on en mange un peu trop, et peuvent causer des ardeurs d'estomac très-incommodes. Ce fruit ne peut convenir qu'à des personnes en bonne santé.

Les châtaignes, en général, contiennent plus ou moins de fécule, de sucre semblable au sucre de canne, et de gluten en petite quantité ; elles sont agréables au goût, très-nourrissantes, et d'une digestion assez facile. Plus les châtaignes ont été soumises à l'action du feu, moins elles sont indigestes, et conviennent aux personnes en bonne santé. La meilleure préparation de la châtaigne, pour en faire un aliment très-nourrissant et agréable au goût, est une bouillie bien cuite, faite avec autant de liquide que la farine peut en absorber, surtout si cette farine provient de châtaignes séchées au four ou à l'étuvée. Cette bouillie convient aux personnes maigres, sèches, et à certains convalescents.

Les fruits les plus nourrissants sont : les dattes, les pruneaux, les raisins secs, les figues, les poires, les amandes, les noisettes, les noix, les châtaignes, etc., etc. Les fruits les moins nourrissants sont : les abricots, les pêches, les prunes, les pommes, les nèfles, les cerises, les groseilles, les coings, les fraises, les framboises, les oranges, les melons, etc., etc.

CHAPITRE XXVI

BOISSONS ALIMENTAIRES

Les boissons alimentaires forment cinq classes bien distinctes : les boissons non fermentées, telles que l'eau, etc. ; les boissons par infusion, telles que le café et le thé, etc. ; les boissons fermentées, telles que les vins, la bière etc. ; les boissons fermentées distillées, telles que les eaux-de-vie, absinthes, etc. ; et les boissons fermentées aromatisées, comprenant toutes les liqueurs stomachiques et stimulantes.

L'eau est la boisson la plus naturelle à l'homme et à tous les animaux. La meilleure eau potable est celle qui est la plus aérée, la plus légère, la plus digestible et qui dissout parfaitement le savon, qui ramollit et cuit bien les légumes à gousses ; enfin lorsqu'elle est sapide, exempte de mauvais goût et d'odeur. L'eau de puits est généralement chargée de différents sels qui la rendent peu potable ; cependant il existe un grand nombre de puits dont l'eau est assez salubre et assez abondante pour suppléer au défaut de fontaines.

L'eau de pluie recueillie dans des réservoirs ou citernes est très-bonne lorsqu'elle est aérée ; la privation d'air la rend indigeste, et, pour la rendre potable, il faut la battre en tous sens avec une manivelle. L'eau de neige fondue n'est mauvaise que parce que, en se congélant, elle a perdu l'air qu'elle contenait : elle redevient bonne en s'aérant de nouveau. L'eau de source est meilleure prise à une certaine distance qu'à sa sortie du sol, surtout lorsqu'elle court sur un lit de gravier. L'eau de rivière est de toutes les eaux celle que l'on doit préferer, parce qu'elle est ordinairement exempte de matières salines, et qu'elle s'est saturée d'air par les mille froissements de ses ondes.

L'infusion de café a une action stimulante sur le système nerveux ; mais il faut se tenir en garde contre cette action, car, si elle est trop souvent répétée, elle agite, échauffe le sang et use les organes, ou bien elle l'émousse complétement par l'habitude. Le café convient, en général, aux constitutions lymphatiques, aux personnes faibles, indolentes, sédentaires, et aux habitants d'un climat humide, dont il ranime les organes digestifs et les diverses fonctions du corps. Les personnes maigres, nerveuses, irritables, prédisposées aux inflammations, et celles à qui les boissons stimulantes sont contraires, feront bien de s'en abstenir, ou de ne le prendre que coupé avec autant d'eau ou mêlé à de la crème ou à du lait. Quoique le café à la crème soit d'une digestion moins aisée que le café au lait, c'est un aliment assez sain pour être supporté par beaucoup de personnes. Le café procure, par son parfum exquis, les plus agréables sensations, tout en excitant les facultés de l'intelligence au lieu de les assoupir. Un des effets les plus remarquables du café est, sans contredit, de soutenir les forces des hommes soumis à de rudes travaux ou bien à de fatigants voyages, tout en permettant de réduire passagèrement de vingt-cinq ou trente centièmes la quantité de leurs aliments. Les ingénieuses combinaisons de Gasparin conduiraient à conclure que le café a la propriété de rendre plus stables les éléments de notre organisme; en sorte que, s'il ne pouvait pas lui-même nourrir beaucoup, il amoindrirait les déperditions.

Un litre d'infusion de café introduit dans le régime journalier des ouvriers mineurs belges, fort travailleurs, remplace environ un tiers de la nourriture regardée comme indispensable à des hommes dans ces conditions.

Les effets que l'on peut attribuer à ce breuvage sont d'ailleurs appuyés par l'autorité d'une longue expérience, car on connaît la sobriété des peuples qui font un grand usage de café : les abstinences prolongées des caravanes, le régime si peu nutritif des nations arabes. Tous les militaires regardent la distribution du café comme l'un des meilleurs moyens de leur faire supporter les courses fatigantes dans l'Algérie.

Sans doute, on ne saurait dire que le café peut remplacer la viande dans le régime alimentaire des hommes ; mais il paraît évident qu'il aide à supporter une alimentation insuffisante et soutient les forces dans ces circonstances.

Le café préparé avec 100 grammes pour un litre d'eau contient en moyenne 20 grammes de substance alimentaire dans un litre d'infusion ; il représente trois fois plus de substance solide, à volume égal, que le liquide obtenu en faisant infuser 20 grammes de thé dans un litre d'eau bouillante, et plus du bouble de matière organique azotée. On comprend donc que le café à l'eau, dit *café noir*, d'un usage si général en Italie et en Egypte, ait une action nutritive utile, surtout avec le concours des propriétés éminemment stimulantes de cette agréable boisson.

Si nous essayons d'apprécier la qualité nutritive du café, en y comprenant l'influence du lait, auquel on l'associe généralement pour le repas du matin, un litre étant supposé formé de parties égales d'infusion de café et de lait, nous aurons les résultats suivants.

Un litre contient :

	Substance solide.		Substance azotée.		Matières grasses salines et sucrées
1/2 litre d'infusion de café.	9gr 5		4gr 53		4gr 97
1/2 litre de lait..........	70		45		25
Sucre en moyenne.......	75		»		75
En totalité....	154gr 5	ou	49gr 53	plus	104gr 97

Ce liquide alimentaire représente dix fois plus de substance solide et trois fois plus de matière azotée que le bouillon.

On peut donc admettre que le café possède des propriétés nutritives ; mais sa principale valeur se fonde sur la saveur et l'arome agréables que chacun lui reconnait, enfin sur les effets excitants qu'il peut développer dans vingt fois son poids de liquide (eau et lait), et transmettre à un égal volume de pain, substance éminemment nourrissante, mais peu sapide.

Les bonnes qualités et l'arome du café se développent par la torréfaction à point, dans un récipient de terre vernissée, afin d'éviter la carbonisation du grain qui s'opère par la torréfaction dans des cylindres de tôle; s'il est trop torréfié, l'arome s'évapore; s'il ne l'est pas assez, il ne peut se développer. Un café bien grillé ne doit être ni blond ni noir.

L'expérience démontre tous les jours que le café trituré avec un pilon est préférable à celui qui est moulu avec un moulin. Chacun peut vérifier la différence en prenant une livre de café bien torréfié, en la divisant en deux parties, l'une moulue et l'autre pilée. On fait du café avec l'une ou l'autre de ces poudres en pareil poids, on verse la même quantité d'eau bouillante, et celui qui résulte de la poudre pilée est supérieur à celui provenant de la poudre moulue. Afin d'obtenir la plus grande partie de l'arome agréable, il faut effectuer rapidement la filtration de l'eau bouillante sur le café récemment pilé et dans la proportion de 100 à 120 grammes pour un litre d'eau. Par la filtration d'un seul litre d'eau bouillante sur 100 grammes de café torréfié jusqu'à la couleur rousse, on peut dissoudre 25 grammes de substance dans l'infusion. Si la torréfaction était poussée jusqu'à la couleur marron, le café ne céderait à l'eau que 19 grammes de matière soluble. Dans le deuxième cas, un litre d'infusion contient 10 grammes 53 de substance azotée, et dans le premier cas il en contient 5 à 6 grammes. Les ustensiles ou appareils de table qui permettent de refouler, par la vapeur, l'eau bouillante à travers le café, et de hâter la filtration en opérant le vide aussitôt après, réalisent les conditions les plus favorables. Le principe de ces ustensiles, indiqué d'abord par M. Babinet, a été appliqué, puis perfectionné sous diverses formes nouvelles par M. Penant.

L'infusion de thé est un stimulant énergique, qui précipite les digestions difficiles et facilite les sécrétions urinaires et transpiratoires. L'infusion de thé doit être légère, et, pour corriger son âcreté, on y ajoute du lait, du sucre ou de la crème. Le thé vert attaque les nerfs : on doit lui préférer le thé noir.

Si la mode le voulait, le thé serait remplacé avec avantage par la mélisse, l'anis, la camomille et beaucoup d'autres plantes.

Le thé devrait être réservé, du moins en France, pour certaines circonstances où les fonctions digestives et transpiratoires sont paresseuses ; en faire un usage journalier, c'est se priver d'un excellent moyen lorsque son emploi devient utile.

Le thé convient aux constitutions énervées, aux tempéraments lymphatiques, aux habitants des contrées humides ou brumeuses, aux personnes dont l'estomac digère difficilement, et dans les circonstances où il est nécessaire de ranimer l'action de la peau et de rappeler la transpiration. Le thé est nuisible aux organisations excitables ; on a vu souvent des insomnies, des crampes d'estomac ou gastralgie, des spasmes, des palpitations, des tremblements et autres symptômes nerveux survenir aux personnes irritables, qui, pour suivre le caprice du bon ton et de la mode, se croyaient obligées et s'obstinaient à prendre du thé. Enfin la plupart des médecins sont d'avis que le thé a trop d'inconvénients pour en faire un usage habituel, et qu'il doit être considéré comme un moyen propre à rétablir l'équilibre dans diverses fonctions du corps.

CHAPITRE XXVII

VINS EN GÉNÉRAL

Les apologistes et les détracteurs des bons et des mauvais effets du vin ont beaucoup exagéré leurs appréciations. Les uns ont préconisé le vin comme une boisson des plus salutaires, des plus vivifiantes, possédant la vertu de faciliter les fonctions physiques et de doubler l'aptitude morale. Les autres le signalent, au contraire, comme une cause d'abrutissement moral et de dégradation physique. La vérité se trouve entre ces deux extrêmes, c'est-à-dire que l'usage modéré du bon vin ne peut qu'être utile à certaines organisations, tandis que l'excès du vin, comme de toute autre chose, est toujours nuisible. Le vin pris en petite quantité excite le goût et la membrane muqueuse qui tapisse les voies digestives ; une partie du principe alcoolique s'acidifie dans l'estomac, l'autre partie est portée dans le torrent de la circulation et monte au cerveau, surexcite les centres nerveux, facilite les mouvements musculaires, précipite les battements de cœur, accroît momentanément la chaleur vitale, ainsi que les sécrétions urinaires et transpiratoires.

Mais, si l'abus du vin est habituel et qu'on en prenne outre mesure, en émoussant la sensibilité des papilles de la langue, il blase le goût, qui ne peut être réveillé que par des quantités plus fortes de cette boisson. Plus tard surviennent des gastrites chroniques, des indurations de la muqueuse de l'estomac, du pylore, des intestins, des engorgements du foie, des anévrysmes, des congestions cérébrales et l'affaiblissement des fonctions nerveuses et musculaires. On reconnaît le buveur à sa voix rauque, à son nez rutilant, à ses lèvres bleuâtres, à son teint couperosé, au tremblement musculaire, à l'affaiblissement des fonctions de l'intelligence qui précède l'affaiblissement et la complète nullité des facultés physiques et morales.

Tous les vins donnent à l'analyse chimique à peu près les mêmes produits, savoir : beaucoup d'eau, de l'alcool, un peu de sucre indécomposé, de mucilage, de tannin, d'acide malique et acétique, de tartrate acide de potasse, de tartrate et de malate de chaux, de sulfate de potasse, de chlorure de calcium, une matière colorante bleue : enfin un principe huileux très-fugace, qu'on nomme *bouquet du vin*, que MM. Liebig et Pelouze sont parvenus à isoler, et auquel ils ont donné le nom d'ETHER ŒNANTHIQUE. Cette huile, qui est toujours en faible proportion, paraît se former pendant la fermentation et le travail qui suit. M. Fauré suppose qu'il provient de la pellicule du raisin complétement mûr.

C'est à la présence de l'alcool que les vins doivent principalement leurs propriétés stimulantes, diffusibles et enivrantes. Ceux qui en contiennent plus de 11 p. 100 se nomment VINS GÉNÉREUX.

Relativement à leur nature, à leur saveur et à leurs effets, les vins se distinguent en cinq espèces principales.

A la première espèce appartiennent les vins acidulés contenant peu d'alcool, peu de sucre et beaucoup d'eau ; ils sont rafraîchissants et très-indigestes.

A la deuxième espèce appartiennent les vins du Roussillon, qui contiennent 18 p. 100 d'alcool ; du Languedoc, *idem*, 16 p. 100 ; de Provence, *idem*, 15 p. 100 ; de Marsala, *idem*, 25 p. 100 ; d'Oporto, *idem*, 23 p. 100. Ces vins portent au cerveau et provoquent facilement l'ivresse : on ne doit les boire qu'en très-petite quantité ou largement coupés d'eau.

A la troisième espèce appartiennent les vins de Bordeaux, qui contiennent de 13 à 15 p. 100 d'alcool, et dont les meilleurs sont ceux : du Clos-Laffite, du Clos-de-la-Tour, du Château-Margaux, de Haut-Brioms, de Sauterne, de Barsac, de Saint-Emilion, du Médoc, etc. Les vins de Bourgogne appartiennent aussi à la troisième espèce ; ils contiennent de 12 à 15 p. 100 d'alcool, et les meilleurs crûs sont ceux : de la Romanée, de Chambertin, du Clos-Vougeot, du Clos-Saint-Georges, de Montrachet, de Meursault-de-Nuit, de Volney, de Pomard, de Beaune, de Chablis, de Romanèche, de Pouilly, d'Irangy, de Coulanges, de Moulin-à-Vent, de Fuissey, etc., etc. Les vins de Champagne appartiennent à la même espèce; ils contiennent de 12 à 14 p. 100 d'alcool, et les meilleurs sont ceux : de Sillery, d'Aï, d'Epernay, de Riceys, du Clozet, etc., etc. Les vins de Côte-Rôtie, de Condrieux, de Villaudrie et de Fronton contiennent également de 12 à 14 p. 100 d'alcool. Tous ces vins conviennent aux estomacs faibles, paresseux, et aux convalescents, pour faciliter la digestion et l'assimilation des aliments.

A la quatrième espèce appartiennent les vins : de Malaga, de Madère, de Samos, de Chypre, de Xérès, de Lacryma-Christi, de Constance, de Malvoisie, de l'Ermitage, du Coteau-Brûlé, de Saint-Paray, de Tavel, de Frontignan, de Lunel, de Rivesaltes, de Jurançon, etc., etc. Tous ces vins contiennent de 15 à 24 p. 100 d'alcool; ils sont en grande partie sucrés, généreux, cordiaux, stomachiques, et doivent être pris à petites doses comme vins de dessert.

A la cinquième espèce appartiennent les vins dits mousseux : le Champagne, le Limoux, le Grave, le Tokai, etc., etc.; ils contiennent beaucoup d'acide carbonique et de 9 à 13 p. 100 d'alcool. Ces vins, d'une digestion facile, excitent momentanément le cerveau et donnent autant de gaîté que de vivacité.

La bière, préparée avec le houblon, du blé et de l'orge préablement germés, et qui ont subi un commencement de torréfaction, est une excellente boisson, rafraîchissante, tonique, nourrissante, et qui dans certaines contrées de la France remplace le vin.

La bière, en général, convient aux personnes échauffées, maigres et actives; les personnes lymphatiques devraient s'en abstenir. De même que les vins, les bières sont souvent frelatées par une coupable industrie, et dont la répression ne saurait être trop sévère.

CHAPITRE XXVIII

LIQUEURS ALCOOLIQUES ET AROMATIQUES

L'alcool s'extrait du vin, des céréales, des pommes de terre, et généralement de tous les fruits et graines qui entrent en fermentation. C'est avec l'alcool, le sucre et diverses substances aromatiques ou essentielles, que le liquoriste prépare cet immense variété de liqueurs qui toutes, hormis quelques-unes, sont plus ou moins nuisibles à la santé. Les boissons alcooliques, telles que l'eau-de-vie, le rhum, le kirsch, l'absinthe, etc., etc., font d'immenses ravages parmi les classes ouvrières; le plus souvent ces boissons alcooliques sont frelatées par des substances irritantes, narcotiques et incendiaires, afin de leur donner une saveur plus forte, un feu plus mordant. Ainsi le poivre long, le stramonium, l'ivraie, l'alun, sont dissous dans les eaux-de-vie du commerce par des spéculateurs cupides, que la police des boissons ne saurait punir trop sévèrement. Le laurier-cerise est quelquefois ajouté à l'eau-de-vie de grains et de pommes de terre pour masquer son odeur et lui donner une saveur plus agréable. Cette frelaterie est des plus dangereuses lorsque le laurier-cerise s'y trouve en trop fortes proportions. L'usage de ces boissons, en général plus ou moins brûlantes, est toujours nuisible ; elles commencent par stimuler ; souvent répétées, la sensibilité s'émousse, la membrane muqueuse de l'estomac se raccornit, l'appétit diminue, diverses maladie surviennent : les gastrites, les squirrhes, les engorgements du foie et de la rate, les anévrysmes, les tremblements, la chute des cheveux, l'hébétude, la folie, l'imprégnation alcoolique des tissus vivants : enfin l'abus de ces boissons use les organes, plonge l'homme dans l'abrutissement physique et moral, et accélère d'une manière effroyable la consomption de la vie. Les personnes sensées doivent donc rejeter d'une manière absolue toutes les boissons trop alcooliques et de mauvaise fabrication ; mais il est des cas de débilité constitutionnelle et d'atonie d'organes où certaines liqueurs composées produisent des effets stimulants, toniques et bienfaisants. Les liqueurs composées avec des substances toniques, amères et apéritives, rendent parfaite l'assimilation des aliments : elles préparent avantageusement les voies digestives en activant la sécrétion des sucs gastriques et la contractilité muqueuse de l'estomac, deux conditions importantes de la digestion ; enfin elles activent l'opération vitale, qui convertit en chyle les substances alimentaires, et produisent un sentiment de vigueur plus grande, qui agit favorablement sur le cerveau, le système nerveux et sur le développement et le caractère des passions.

Les élixirs qui possèdent des propriétés toniques stomachiques, stimulantes et apéritives, ainsi que les liqueurs composées, se prennent à petites doses lorsque le cas l'exige, et ne doivent jamais être d'un usage féquent. Le punch, lorsqu'il est convenablement préparé et coupé avec cinq ou six fois son poids d'eau, est une boisson tonique aussi saine qu'agréable, pendant les chaleurs.

CHAPITRE XXIX

CONSERVATION DES SUBSTANCES ALIMENTAIRES

La connaissance des meilleurs procédés pour la conservation des substances alimentaires est d'une grande importance dans l'économie domestique ; aussi avons-nous fait tous nos efforts pour les rendre faciles et profitables dans toutes les circonstances, en indiquant les plus simples et les moins dispendieux.

GARDE-MANGER

Les garde-manger, destinés à conserver les aliments, doivent être à l'abri des rayons du soleil, même de toute chaleur, et exposés au nord ; ils doivent être construits de manière qu'on puisse à volonté y établir un courant d'air. Dans cette vue, les ouvertures doivent être pratiquées de deux côtés, de sorte qu'on puisse les ouvrir ou fermer selon le vent qui souffle, le jour et la saison, car la chaleur et le vent du sud sont très-défavorables pour conserver les aliments. Ces garde-manger doivent être tenus avec la plus grande propreté. Les parois doivent être lavées de temps en temps avec une eau plus ou moins chargée de vinaigre, ou enduites de blanc de chaux.

VIANDES

Les substances qui servent pour la conservation des viandes doivent remplir les conditions d'être le moins possible sujettes à l'action putréfiante de l'atmosphère et de n'exercer elles-mêmes sur les viandes aucune action capable d'en modifier les qualités alimentaires. Les viandes peuvent être conservées pendant plusieurs jours en les trempant dans du bon vinaigre, les saupoudrant ensuite avec du sel et les enveloppant dans un linge propre imbibé de vinaigre ; on les suspend ainsi enveloppés et on a soin d'humecter le linge avec du vinaigre une fois par jour, si le temps est très-chaud. Pour conserver les viandes crues, bouillies ou rôties pendant un ou plusieurs mois, on les trempe deux fois à douze heures dintervalle dans la préparation suivante : os en poudre, 4 kilogr.; eau, 10 litres ; on passe au tamis. On remet sur le feu. On ajoute gomme et sucre, de chaque, 500 grammes. On laisse cuire à un feu doux jusqu'à consistance sirupeuse. On transvase ensuite et on laisse un peu refroidir. A ce moment, on verse 25 centilitres d'alcool à 85 degrés. Pour faire usage de viandes ainsi conservées il suffit de les plonger quelques instants dans l'eau pure, assez chauffée, pour faire fondre l'enveloppe gélatineuse. Les viandes de bœuf, de porc et de mouton crues peuvent se conserver plusieurs mois après les avoir laissées pendant huit à dix heures dans une saumure préparée avec un litre de suie, provenant de la combustion du bois, sans être mélangée de cendre ; on verse dessus quatre litres d'eau bouillante, on laisse reposer et on décante. Il suffit, lorsqu'on veut faire usage de ces viandes, de les passer dans une eau pure et tiède.

BOUILLON

La meilleure manière de conserver le bouillon consiste à retire la viande et les légumes du pot aussitôt qu'on a trempé la soupe et le potage du jour. On passe le bouillon à travers un tamis fin ; on le laisse ainsi jusqu'au lendemain dans un endroit frais ; mais, si la température est chaude, on y ajoute pour chaque litre une petite pincée de carbonate de soude. La première altération du bouillon est l'acescence ou le passage à l'aigre ; le carbonate de soude s'empare de l'acide qui se forme alors, et le bouillon conserve sa saveur. Le lendemain ou le surlendemain, on fait bouillir ce même bouillon, et on enlève une écume blanche occasionnée par l'acide carbonique qui se dégage. Si le bouillon n'offre alors aucun indice d'acide, on le conserve jusqu'au troisième jour ; s'il a contracté une odeur de sur, on ajoute du carbonate de soude.

GIBIER

Le gibier se conserve très-bien pendant plusieurs

jours en l'enfouissant dans un tas de blé ou de seigle, et en ayant soin qu'il soit bien recouvert par le grain. On peut encore le conserver de la manière suivante : on commence par le vider, et ensuite on bouche soigneusement et avec du papier gris toutes les ouvertures naturelles, celles qu'on a faites pour le vider et les plaies produites par l'arme du chasseur.

POISSONS

Pour conserver les poissons, en général, on les place dans une caisse contenant une couche de charbon pulvérisé de cinq à six centimètres d'épaisseur, sur laquelle on répand un lit de la même épaisseur de glace cassée menue; le poisson est posé sur une couche et entouré de glace aussi tassée que possible; enfin la glace est recouverte d'une toile sur laquelle on place une couche épaisse de poussière de charbon. Au bout de huit et même de quinze jours, le poisson est encore sain et bon à manger. On conserve aussi le poisson par un autre moyen. Après l'avoir vidé et nettoyé, on introduit dans l'intérieur du corps de la belle cassonade en quantité égale avec du sel, en ayant soin qu'il en soit bien pénétré; quand le poisson est resté dans cet état pendant deux ou trois jours, on le suspend dans un lieu très-aéré et très-sec, afin de prévenir la moisissure. Au moment d'en faire usage, les poissons conservés par l'un de ces procédés sont bien lavés dans l'eau fraîche et soumis aussitôt à la cuisson, sans quoi, même lorsqu'ils ont été conservés dans la glace, ils se décomposent en peu de temps. La saumure épicée et aromatisée est également en usage pour conserver certains petits poissons dépourvus d'écailles ; on les fait cuire préalablement dans un court-bouillon aromatisé de sauge, de thym et de laurier : le poisson, bien égoutté, est mis ensuite dans des vases de verre ou des boîtes de bois, avec une très-faible saumure sèche.

OEUFS

Le meilleur procédé pour conserver les œufs consiste à les mettre dans un petit tonneau contenant : eau, 24 litres ; chaux vive, 2 kilog. ; sel de cuisine, 500 grammes ; sel de tartre, 100 grammes. Avant de mettre les œufs dans le tonneau, on a soin de remuer son contenu, afin que les sels soient dissous, et l'on couvre bien le tonneau.

LÉGUMES

Les légumes, les plantes potagères et certains fruits peuvent se conserver plusieurs mois en les mettant dans des bocaux ou bouteilles à large embouchure en verre commun : on les bouche soigneusement avec un bouchon revêtu d'un fil de fer en croix ; on a la précaution de laisser sept centimètres de vide ; on les place dans un chaudron, qu'on remplit d'eau jusqu'à un centimètre au-dessus du bouchon ; on entoure les bouteilles de grosse toile, afin d'éviter qu'elles ne s'entrechoquent. On place le chaudron sur le feu ; on le couvre et on donne un bouillon d'une heure trois quarts aux carottes, betteraves, salsifis, haricots blancs ; d'une heure et demie aux petits pois et aux artichauts coupés en quartier; d'une demi-heure aux choux-fleurs, choux de Bruxelles, oseille, épinards; de cinq minutes aux asperges, groseilles, cassis, cerises, prunes, pêches et abricots, préalablement dépouillés de leurs graines et noyaux, de trois minutes aux fraises et framboises. On retire ensuite les bocaux; on les laisse sécher; on les goudronne avec soin et on les range sur des lattes, comme des bouteilles ordinaires.

POMMES DE TERRE

Pour conserver les pommes de terre on doit les étendre sur l'aire d'un grenier, par couches dont l'épaisseur ne doit pas excéder 15 centimètres et de manière qu'elles soient bien aérées, en ayant soin de les préserver du froid, qui les gèle; de la chaleur, qui les fait germer, de l'humidité, qui les décompose; de la lumière, qui les verdit.

CORNICHONS

Les cornichons, bien épluchés, doivent être mis dans une terrine de grès, bien saupoudrés de sel, et on secoue fortement pour que le sel se répande sur les fruits; vingt-quatre heures après on jette la saumure et on saupoudre de nouveau avec le sel, on secoue de nouveau, et, après vingt-quatre heures, on met les fruits bien égouttés dans un bocal; puis on verse dessus du bon vinaigre froid, qu'on renouvelle à quinze jours d'intervalle, en y ajoutant les assaisonnements et accompagnements, tels que : poivre, épices, estragon, menthe, laurier, fenouil ou piment. Il existe dans le commerce des cornichons d'un vert très-vif et très-cru; ils doivent souvent cette couleur à du cuivre dissous dans le vinaigre, et sont par conséquent nuisibles à la santé.

CITRONS

Les citrons se conservent pendant plusieurs mois en les plaçant, enveloppés de papier, séparés entre eux, la queue en bas, sur une couche de sable fin, bien séché au four ou près du feu, préalablement disposée dans une caisse de bois bien sec; sur le premier lit de citrons, on met une couche de sable de 0^m04 ou 0^m05 d'épaisseur, et sur cette couche un second lit de citrons disposés de la même manière, et ainsi alternativement, en terminant par une couche de sable. On ferme bien la caisse et on la place dans un lieu tempéré.

CHAMPIGNONS

Les champignons sont d'une grande utilité pour donner aux préparations culinaires leur parfum. La meilleure manière de les employer à cet usage est d'en faire une sorte d'essence qui peut se conserver plusieurs mois. On prend des champignons de couche de bonne qualité; on en établit un lit de 4 ou 5 centimètres d'épaisseur, au fond d'un pot de terre vernissé, après les avoir coupés par morceaux; on les saupoudre de sel blanc; on forme par dessus un second lit, également saupoudré de sel, puis un troisième lit, et ainsi de suite. On laisse le tout ainsi pendant six heures ; on retourne ensuite les champiguons avec un cuiller de bois, en les brisant et en les écrasant ; on répète plusieurs fois cette opération durant deux jours, puis on y ajoute 15 grammes de poivre noir pour chaque litre de champignons, qui doivent être pour ainsi dire en purée. Ensuite on ferme bien le pot de terre avec son couvercle et on le place dans un bain-marie, où on le tient deux heures dans une légère ébullition; on retire le pot et on passe au tamis de crin; on donne un bouillon au jus qu'on aura obtenu; on laisse reposer vingt-quatre heures ; on tire au clair et on renferme l'essence dans de petites bouteilles, en y ajoutant une bonne pincée d'épices fines et une cuillerée d'eau-de-vie. Il importe que les bouteilles soient bien bouchées. Si l'on n'épargne pas trop le sel, cette préparation se conservera près d'une année.

TRUFFES

Pour conserver les truffes, après les avoir brossées et lavées dans plusieurs eaux, on les met dans des bouteilles à large ouverture, qu'on remplit ; on verse ensuite de l'eau dans chaque bouteille, jusqu'au cinquième de sa hauteur, et, après les avoir bouchées provisoirement, on soumet ces bouteills à l'action d'un bain de sel, qu'on porte et qu'on maintient à l'ébullition tout le temps nécessaire pour cuire les truffes, c'est-à-dire trente ou trente-cinq minutes à partir du moment où le bain est à l'état bouillant pour les bouteilles de demi-litre ; et de quarante à quarante-cinq minutes pour les bouteilles d'un litre. Cette cuisson terminée, et avant de sortir les bouteilles du bain, on procède le plus vite possible au bouchage définitif.

LAIT

Le lait peut se conserver plusieurs mois en le mettant frais dans une bouteille, qu'on plonge jusqu'au goulot dans de l'eau qu'on fait bouillir un quart d'heure; on la retire et on la bouche immédiatement avec soin en la goudronnant, afin que le lait qu'elle renferme n'ait aucune communication avec l'air. On peut aussi conserver le lait cinq à six jours seulement en mettant une cuillerée de raifort sauvage râpé dans une terrine de lait. Ce lait conservera ses qualités étant exposé à l'air, ou si on le tient dans un cellier. Pour empêcher le lait de tourner, on y ajoute 1 gramme de bicarbonate de soude par litre.

FROMAGES

Les fromages gras et demi-gras doivent être renfermés dans un endroit frais et peu éclairé. Les fromages maigres, durs et demi-durs, au contraire, doivent être conservés dans un lieu spécial, bien aéré, où règne une température modérée. Pour garantir les fromages du contact des mouches et éviter les ravages des vers, les os de boucherie calcinés au feu et réduits en poudre fine sont d'un effet certain. Les fromages sont saupoudrés de cette poudre calcaire inoffensive; il vaut mieux y plonger entièrement les fromages et les placer dans une caisse de bois sans couvercle ; les mouches ne pourront les atteindre et y déposer leurs œufs, qui engendrent des vers. Avant de les servir à table, il est nécessaire d'enlever soigneusement les cendres des os pulvérisés.

BEURRE

Le beurre peut se conserver plusieurs mois, après l'avoir débarrassé de son petit lait, en le pétrissant avec 60 grammes par kilog., du mélange suivant : sucre en poudre, 15 grammes ; sel fin, 30 grammes ; nitre, 15 grammes. Le beurre préparé de cette manière n'atteint sa perfection qu'au bout de quinze jours ; il est alors moelleux et d'une saveur très-agréable. On peut aussi conserver le beurre fort longtemps en le pétrissant lorsqu'il est bien frais avec 60 grammes de miel très-pur par kilog. Le miel communique au beurre une saveur agréable et une qualité précieuse pour les vieillards et les personnes dont l'estomac est affaibli. Les pots contenant le beurre préparé de la manière indiquée doivent être recouverts d'un linge propre, sur lequel on pose un morceau de parchemin humide, ou, à défaut de celui-ci, un linge fin imprégné de beurre fondu et qu'on fait adhérer tout autour sur les parois du pot.

FRUITS

Les fruits destinés à être conservés doivent être cueillis avant leur complète maturité. Le mouvement de végétation qu'ils conservent encore leur fait acquérir plus de parfum et de goût. Ils doivent être parfaitement exempts d'humidité, et il faut leur conserver autant que possible le duvet dont ils sont couverts. Il faut surtout éviter qu'ils soient empilés et qu'ils se meurtrissent par leur contact. Pour les raisins, on se sert d'un baril neuf bien cerclé, défoncé d'un côté, en établissant au fond un lit de son bien séché au four, de 5 centimètres d'épaisseur; on forme sur ce premier lit une couche de grappes, veillant à ce que le raisin ne touche pas les parois de la futaille et à ce que le son pénètre bien entre les interstices que laissent entre eux les grains de raisin. On recouvre cette première couche de raisin d'un lit de son, recouvert à son tour par une couche de raisin. On continue ainsi, en alternant le son et les grappes, jusqu'à ce que la futaille soit remplie pour replacer le fond enlevé, en veillant à ce que le tonneau soit hermétiquement fermé. On le place dans un lieu sec et où la température soit égale autant que possible. Les raisins, dans ces conditions, se conservent pendant trois mois sans la moindre altération. Le raisin blanc, pour ce mode de conservation, est préférable au raisin noir, dont les grappes sont fort serrées. On peut aussi conserver les raisins en enlevant soigneusement les grains meurtris ou gâtés, puis en enduisant de cire à cacheter l'extrémité de la queue de chaque grappe, qu'on suspend ensuite dans un lieu aéré et surtout bien sec. Les pommes et les poires se conservent plusieurs mois, en les plaçant au fond d'un tonneau, par couches et séparées sur un lit de sable fin séché au soleil, recouvertes par un lit de sable, et ainsi successivement jusqu'à ce que le tonneau soit rempli ; puis on le ferme avec soin et on le place à l'abri de l'humidité.

Les cerises, fraises, framboises, prunes, pêches, abricots ou tout autre fruit à jus, peuvent se conserver avec toute leur fraîcheur en les mettant dans un vase de porcelaine entouré de sel et placé dans un trou fait au milieu de la glace et sur lequel on forme une couche épaisse de poussière de charbon de bois maintenue par une couverture ; les fruits ne tarderont pas à se congeler, et, pour en faire usage, il suffit de les faire dégeler dans l'eau froide ; ils seront aussi bons que si l'on venait de les cueillir. Si on n'a pas à sa disposition de la glace, on peut employer un mélange réfrigérant composé avec : eau, 5 litres ; sulfate de soude, 30 grammes ; azotate d'ammoniaque, 35 grammes ; acide azotique, 20 grammes. On place l'eau à congeler dans un vase de porcelaine (contenant le vase renfermant les fruits) qu'on place dans un autre vase plus grand ; c'est dans celui-ci qu'on place les trois substances frigorifiques qui doivent opérer la congélation de l'eau.

Certaines espèces de pommes, de poires, de raisins, de prunes, de cerises, de figues, etc., peuvent être conservées fort longtemps après avoir été desséchées au soleil, au four ou à l'étuve. Ces divers fruits, avant d'être desséchés, doivent être blanchis en les plongeant à plusieurs reprises dans l'eau bouillante, à laquelle on peut ajouter préalablement quelques poignées de romarin, de lavande et d'autres plantes aromatiques. Après on les suspend à des perches ou bien on les place sur des claies pour les faire sécher : il faut avoir le soin de les rentrer chaque soir. On ne doit pas les laisser parvenir au dernier degré de disseccation.

Les poires, les pêches, les abricots, les cerises, les groseilles, etc., privés de leurs noyaux ou graines, se conservent très-bien dans un sirop de vinaigre. On ajoute, à une certaine quantité de bon vinaigre blanc proportionné au nombre des fruits qu'on veut conserver, du sucre blanc en poudre en quantité suffisante, pour que, au bout de quelques jours, l'acide ne domine pas trop. Ces fruits, avant d'être mis dans ce sirop vinaigré, doivent préalablement être blanchis. En quelques semaines, le sirop les a parfaitement pénétrés, ils prennent un goût particulier et très-agréable. On peut conserver aussi ces mêmes fruits blanchis en les trempant dans du miel de bonne qualité, rendu liquide par une douce chaleur; et on les met dans des pots, qu'on recouvre d'un parchemin quand ils sont assez refroidis.

VINS

La conservation du vin est un objet important. Les vins faibles, de mauvais crus, se détériorent au bout d'un an ou dix-huit mois. On préserve leur altération par le soufrage, le soutirage et le collage. La pousse des vins s'arrête en mêlant au vin un millième de chaux, ou bien en mettant dans les barriques 250 grammes de graine de moutarde. La graisse des vins se corrige au moyen de 2 ou 3 hectogrammes de crème de tartre, selon la capacité du tonneau, qu'on y mêle en roulant le tonneau pendant cinq ou six minutes. Dans certains cas, on peut ajouter à la crême de tartre une égale quantité de sucre brut, qu'on fait dissoudre ensemble et préalablement dans dix litres de vin chauffé jusqu'à ébullition. Pour remédier à l'acidité des vins, on les coupe avec un vin plus fort et moins avancé et ensuite on emploie le collage. Le collage se fait en faisant dissoudre à froid, dans une certaine quantité d'eau, des blancs d'œuf, de la gélatine ou de la colle de poisson; on jette cette dissolution dans le tonneau, en proportion du liquide qu'on veut clarifier, puis on remue fortement et avec précipitation, afin de bien opérer le mélange. Il est important de ne pas tarder à soutirer les vins, surtout s'il fait chaud. Si on ne peut opérer le coupage et le collage, on ajoute au vin de 3 à 400 grammes de tartrate neutre de potasse par pièce de 230 litres, et on soutire ensuite. Pour prévenir l'acidité des vins en pièce, il suffit de mettre dans les barriques une bouteille d'huile d'olive fine. L'huile répandue en couche légère sur la surface du vin empêche l'évaporation des couches alcooliques, ainsi que le contact de l'air atmosphérique, qui acidifie les vins.

Pour enlever le goût de fût au vin, on le met dans un autre tonneau, puis on y verse un verre d'huile; on fouette vigoureusement le vin, on le laisse poser pour retirer l'huile, qui surnage. Pour faire disparaître le mauvais goût des fûts, on verse dans la futaille vide un quart de litre environ d'acide sulfurique, on agite la barrique dans tous les sens, et on ajoute, litre par litre, jusqu'à dix litres d'eau, en ayant soin, après avoir versé chaque litre d'eau, de bien remuer le tonneau, afin que le liquide versé puisse enlever toutes les matières que la futaille contient. On peut, pour abréger cette opération, défoncer avant le tonneau pour en retirer le tartre.

FIN.

TABLE DES MATIÈRES

Montpellier, imprimerie Gras.

OUVRAGES DU MÊME AUTEUR

Art de conserver la vie et la santé au moyen des plantes indigènes les plus usuelles et dont les propriétés spécifiques sont généralement ignorées. Ouvrage complété par une table alphabétique des maladies et des plantes qui leur sont applicables. — Un vol. in-18. — Prix : 2 francs.

Art de connaître et de juger les mœurs et caractères d'après la physionomie des personnes.— 2me édition. Un vol. in-18. -- Prix : 2 francs.

Nouveau traité pratique de magnétisme humain. Résumé de tous les principes et procédés pratiques du magnétisme humain, pour rétablir et développer les fonctions physiques et les facultés intellectuelles dans l'état de maladie récent ou chronique. Ouvrage dédié aux physiologistes, aux docteurs en médecine, aux théologiens, et à tous les partisans des sciences utiles. — Un vol. in-18. — Prix 5 francs.

Traité de l'influence de l'électricité atmosphérique sur le système nerveux, ou Connaissance de la cause qui produit les affections simples ou composées du système nerveux, tant physiques que morales. — Un vol. in-18. Prix : 3 francs.

Le Génie de l'agriculture et de l'horticulture du midi et du sud-ouest de la France. Guide pratique indispensable aux propriétaires, cultivateurs, horticulteurs et commerçants — 2me édition. Un vol. in-18. — Prix : 3 francs.

Montpellier, imprimerie Gras.

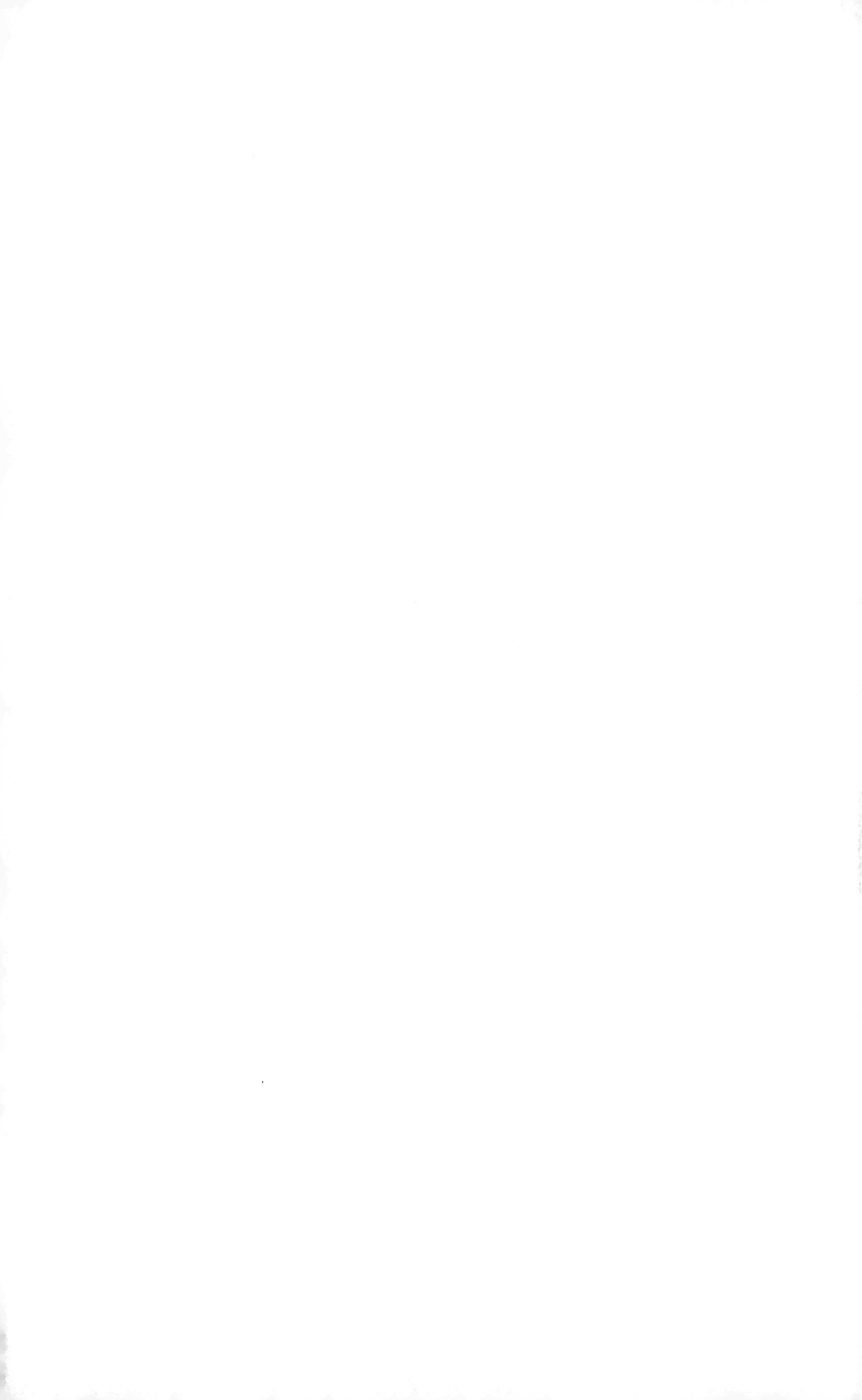

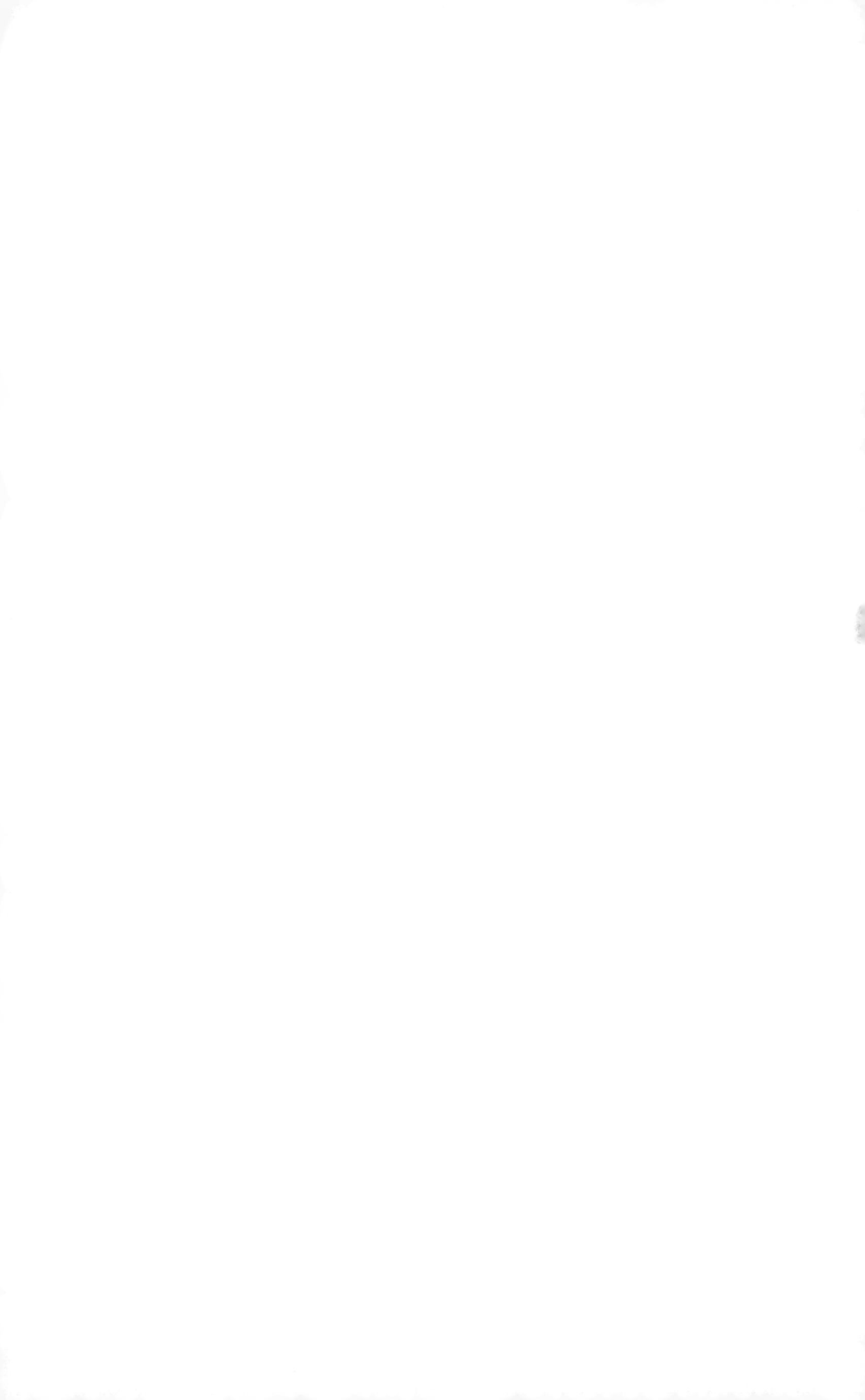

www.ingramcontent.com/pod-product-compliance
Ingram Content Group UK Ltd.
Pitfield, Milton Keynes, MK11 3LW, UK
UKHW012220240726
13966UKWH00003B/873